AF443938

ATLAS DEL BEBÉ

(0 a 24 meses)

He aquí una bella oportunidad para trascender nuestra existencia, un nuevo ser es depositado a nuestro cuidado y confianza y sólo podemos hacerlo bien, ¿cómo?; con las herramientas que están al alcance de todos: mucho amor y una buena dosis de voluntad e inteligencia.

Fraga Editores

D.R. Francisco Gabriel Molina Fernández, 2003

D.R. Diseño de Portada Sandra González Azcárate

Registro Autor: 03-2003-102112271600-01

ISBN: 9789709421712

Primera Edición: Diciembre 2004

Segunda Edición: Junio 2005

Tercera Edición: Agosto 2010

Cuarta Edición: Enero 2015

Quinta Edición: Enero 2020

Primera Edición Digital: Febrero 2023

Imágenes proporcionadas por www.freepick.com

Diseñado en México

Contacto Libro: frankmolina1964@gmail.com

Edición Digital

Promo

Asesoría, Calidad y Servicio en Impresión Tradicional y Digital

Información: sergio@promografin.com

DEDICATORIA

Queremos dedicar este trabajo a esa fuerza que nos movió para realizarlo, a esa inquietud que nos impulsa cada mañana y que nos invita a estar presentes en cuerpo y alma en cada bendito momento que nos regala la existencia. Estamos convencidos de que esa energía nos permitió la gracia de tener un hijo: el regalo más maravilloso que está aquí enseñándonos el camino.

Gracias Dios por darnos la vida. Gracias, papás -Lety, Pato, Pita, Vini- por sembrar en nosotros el amor y sobre todo gracias a ti Mariano, sin tu presencia esta vida seguramente no tendría el mismo significado.

Con el amor de:

Sandra y Frank

Contenido

ESTIMULACIÓN Y PSICOMOTRICIDAD

JUEGOS E INTELIGENCIA

ASPECTOS PSICOLÓGICOS Y EMOCIONALES

<u>PADECIMIENTOS Y ENFERMEDADES</u>

INTRODUCCIÓN

La formación del nuevo ser representa un compromiso ineludible para cada uno de los que decidimos ser padres. Es una función prioritaria en nuestra escala de responsabilidades y buscamos afrontarla con inteligencia, voluntad, entrega y determinación; cualidades que intentamos desarrollar con esmero y ocupación. Si bien nuestro instinto común facilita el proceso de ser papás, se requiere además de un valiente compromiso para enfrentarnos y reconocernos a nosotros mismos como sujetos con creencias y debilidades. Y, si queremos hacer una buena labor, debemos orientarnos, prepararnos y abrirnos a la experiencia de otros padres, profesionales y estudiosos en el tema; es, pensamos aquí, un momento que requiere la modestia suficiente para saber que con el software con que contamos, no nos será suficiente para formar seres sanos en integrales en un amplio sentido del concepto.

Este libro se ideó para satisfacer en gran medida los requerimientos de información que se presentan durante los primeros 2 años de vida de los bebés. De hecho, la razón por la que lo nombramos Atlas es esa, presentar un mapa que incluya las generalidades de toda esta etapa de una manera amplia y clara para que todos los que, como tú, confían encontrar en este libro: una herramienta de consulta y apoyo para vivir plenamente esta etapa tan importante. El recorrido inicia desde el nacimiento y concluye a los 24 meses de vida, incluyendo enfoques médicos, psicológicos, fisiológicos, sociales y culturales entre otros de no menor importancia.

Este es un libro hecho y pensado desde una perspectiva familiar, por una pareja de papás ocupada en investigar todo lo que en la cotidianidad se destaca y se hace presente desde el momento en que el niño nace. Una pareja que al mismo tiempo que escribía los presentes textos con el apoyo y asesoramiento de libros y especialistas en los temas, vivía su propia experiencia. En este proceso se interrelacionan ambas situaciones, la propia, alimentada por las vivencias y hechos diarios, y la general, reconstruida a partir de la investigación de toda una comunidad de profesionistas que vierte su conocimiento sustentado en observación, en el análisis y en el ejercicio de su práctica.

El resultado: un libro al alcance de la mayoría que intenta abarcar, con un enfoque papá-mamá, toda la experiencia de la formación. Esta perspectiva ofrece el beneficio de no tender hacia un lenguaje especializado y técnico, por el contrario, los temas son presentados de manera clara, útil, ágil y sencilla. Su contenido está al servicio de las mamás y papás precisamente para facilitar esta etapa tan especial de su vida.

Nuestro deseo es compartir con más papas nuestro trabajo. Que la experiencia y conocimientos adquiridos y expuestos en este libro logren ser de utilidad y consulta para muchos, esperamos sea tu caso, lo hicimos con mucho cariño y una enorme dedicación, no está por demás decir que ambos, aparte de ser papás y también a raíz de ello, nos hemos preparado ampliamente en el tema, además tenemos estudios de posgrado, mismos que nos facilitaron una metodología de investigación para el desarrollo de nuestro trabajo.

Para terminar, queremos aclarar que el desarrollo y la redacción de este libro, como podrás apreciar, será en primera persona del singular y plural. Lo anterior ya que, en el primer caso, aparecen capítulos escritos por uno o por otro o en su defecto, por algún especialista que compartió sus conocimientos y que transcribimos tal cual y, en el segundo caso, en los capítulos donde se vierte la opinión de ambos, en los que compartimos el desarrollo de la investigación y/o entrevista.

Cordialmente:

Sandra y Frank

DESARROLLO DEL RECIÉN NACIDO

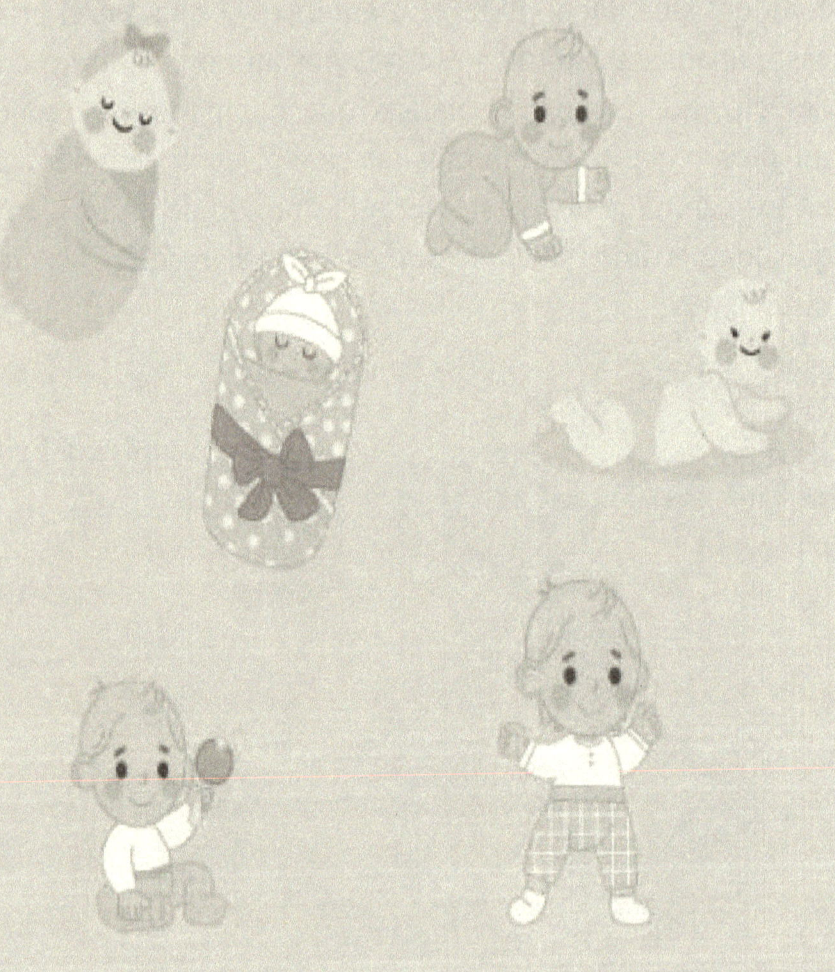

TRANSCURREN LOS PRIMEROS MOMENTOS Y EL BEBÉ ES COMPLETAMENTE DEPENDIENTE; LA PARTICIPACIÓN QUE NOS REQUIERE AQUÍ ES TOTAL Y LA RESPONSABILIDAD GRANDE.

CIRCUNCISIÓN

AL TRATARSE COMO UN PROCEDIMIENTO SIMPLE Y REALIZARSE EN UN PACIENTE SIN OPINIÓN PROPIA, SE OMITEN UNA SERIE DE PRECAUCIONES QUE PUEDEN SER CAUSA DE PROBLEMAS DE ÍNDOLE DIVERSA.

La circuncisión es un procedimiento con antecedentes étnicos y religiosos más que adscritos a la literatura médica. Sin embargo, la supuesta relación con algunas enfermedades y tratándose de un acto quirúrgico, fue adquiriendo importancia dentro del quehacer médico hasta convertirse, en algún momento, década de 1970-1980, en un procedimiento rutinario, aduciendo razones que iban desde la prevención de infecciones en las vías urinarias, hasta aspectos de orden estético, sin mencionar, por ética profesional, la conveniencia económica de un procedimiento rápido, fácil y bien cotizado.

Aspectos Generales.

Quizá sea una de las acciones quirúrgicas más practicadas, se estima que 15 de cada 100 hombres están circuncidados, pero cuando vemos que en Estados Unidos de Norteamérica esta cifra es del 80% mientras que en Europa es del 5%, no podemos dejar de cuestionar la real necesidad del procedimiento.

En casi la totalidad de los neonatos el prepucio no es retraible y conforme transcurre el tiempo este elemento dútil se adapta al crecimiento del glande. Hasta después de los 15 años, la incidencia de fimosis (el prepucio se pega a la cabeza del pene y no se puede despegar causando una infección del glande) es de 0.3% a 0.9%, lo que representa que sólo uno de cada 150 pudiese adquirir el procedimiento quirúrgico.

Ventajas Aducidas.

Infección de vías urinarias. Argumento largamente empleado. Existen múltiples estudios a favor y en contra. En el momento actual no puede afirmarse que la circuncisión sea un procedimiento que prevenga las infecciones de las vías urinarias.

Enfermedades de transmisión sexual. En el mismo caso del párrafo anterior, no existe demostración científica del hecho. La suposición de que el prepucio pueda actuar como reservorio de gérmenes infectantes, continúa siendo eso: una mera suposición. La indicación quirúrgica de circuncisión en estas bases no debe ser válida.

Cáncer de pene. La incidencia de cáncer de pene es mayor en hombres no circuncidados aún dentro de razas iguales; sin embargo, este hecho parece estar más relacionado con una inadecuada higiene que con la presencia o ausencia del prepucio. La incidencia de cáncer de pene es tan baja que para evitar un caso deberían practicarse 140 circuncisiones a la semana durante 25 años, aproximadamente 180,000 cirugías.

Carcinoma del cérvix. Quizá el pretexto más aducido durante muchos años, en la actualidad sin peso científico para ser por sí mismo una indicación, al existir múltiples factores supuestamente implicados en su génesis.

> *La circuncisión es un procedimiento con antecedentes étnicos y religiosos más que médicos.*

Complicaciones.

Por tratarse de un procedimiento fácil a realizar en un paciente sin opinión propia, y que la tradición ha devaluado como acto quirúrgico, se omiten una serie de preocupaciones que pueden ser causa de problemas de índole diversa:

- De tipo técnico.
  Directamente relacionados al procedimiento; sangrado e infección local o sistémica. Se han reportado casos de necrosis del pene (gangrena), y de septicemia (infección grave que afecta a la sangre), cuya vía de entrada fue la circuncisión. La estenosis del meato urinario (infección que tapa la salida de la cabeza del pene) quizás sea la complicación más frecuente.
  No existe consenso aún sobre el bloqueo del dolor, es más, este tópico tan importante es ignorado por la mayoría de quienes practican la circuncisión a los neonatos; está demostrado a través de múltiples formas, que van desde expresiones clínicas, determinación de neurotransmisores, cambios metabólicos y hormonales, variaciones en frecuencia cardíaca y tensión arterial,

que el neonato, y más aún el de término, tiene sus vías nociceptivas bien desarrollados y los viejos argumentos de la falta de madurez o incompleta mielinización han quedado como parte de la historia.

Poco se sabe hasta el momento de cómo evitar el dolor para este acto quirúrgico sin tener que llegar a la anestesia general o al bloqueo regional. Sistemas que implican un riesgo agregado. No hay anestesia tópica (local) adecuada en el momento actual, no obstante se practica este procedimiento quirúrgico doloroso en un paciente consciente que percibe dichos estímulos y que no tiene capacidad de oposición.

- De tipo profesional.
  Sí nos referimos a un evento quirúrgico a practicarse en un neonato, es indiscutible que debería ser realizado por un cirujano pediatra. En la actualidad, menos del 1% de las circuncisiones son practicadas por ellos; se argumenta que, "cualquiera la puede hacer". Ha sido tradición criticable, desde cualquier punto de vista, que el ginecobstetra sea quien lleve a cabo el procedimiento, haciendo caso omiso de las indicaciones del pediatra o del neonatólogo a cargo del paciente. En otros casos la cirugía es practicada por médicos residentes sin supervisión alguna, y debido a la anarquía legal existente, existen muchos casos de neonatos que son circuncidados en un consultorio sin las mínimas condiciones para ello.

- De tipo legal.

  Cuando se solicita la aprobación de un acto quirúrgico al familiar responsable, en este caso alguno de los padres, o ambos, deben plantearse por escrito 3 aspectos básicos:

  1. La indicación médica para la realización del acto quirúrgico.
  2. Los riesgos inherentes al procedimiento y
  3. Si se empleará algún método para evitar el dolor.

Constituye un flagrante engaño hacia los padres inventar indicaciones quirúrgicas así como catalogar a una neonato como un ser insensible al dolor.

¿En cuántas de las cirugías neonatales que se practican en nuestro país se toma en cuenta lo anterior?

CUIDADOS DEL RECIÉN NACIDO

DURANTE LOS PRIMEROS MESES DE VIDA EL RE-
CIÉN NACIDO EN MUY DELICADO.

Durante los primeros meses de vida el recién nacido es muy delicado, por lo cual es muy recomendable considerar las siguientes sugerencias:

Toda persona que maneje al recién nacido debe lavarse bien las manos con agua y jabón. No debe de permitirse que lo besen personas con alguna enfermedad contagiosa, ni incluso tocarlo.

Hervir los biberones, té o agua para su alimento durante media hora, ya hervidos mantener todo en el refrigerador y si no se dispone de refrigerador, entonces deberán hervirse cada vez que se usen.

El baño debe ser diariamente con agua limpia y jabón neutro. Mientras el bebé no se le caiga el cordón umbilical debe bañarse en una tina.

El cordón umbilical se desprenderá generalmente entre el quinto y décimo día, mientras tanto después del baño del bebé hay que limpiarlo con una gasa estéril y agua oxigenada. No se recomienda poner fajero ni vendar al bebé.

Es importante darle un baño de sol diariamente durante 5 a 10 minutos completamente desnudo y a través del cristal. Ya que eliminan las bilirrubinas (ictericia y exantema cutáneo o aljorra), sin exponerlo a corrientes de aire directas.

Después de su baño de sol se debe lubricar muy bien su piel con aceite o cremita hipoalergénicos.

Cortarle las uñas cuando sea necesario con un cortaúñas especial para bebés y de preferencia cuando esté dormidito.

Deben realizarse sus ejercicios cotidianos con cambios de posición y hacerle estimulación motriz, táctil y ocular.

Cuando esté muy caliente la habitación en la que se encuentra, no debe estar arropado, ya que incluso pudiera presentar fiebre por esta razón; como están vestidos los padres, así deben de arropar al bebé.

Cada vez que obre, debe limpiarse con agüita tibia y después poner aceite de almendras dulces, si está rosado poner una generosa pantalla de pomada Capent o pasta de Lassar. Usar muy poco talco o no ponerlo puesto que tiende a irritar su piel.

Lavar su ropita con jabón de pasta (no usar detergentes ni mucho suavizante).

Las primeras vacunas que se deben de aplicar a los dos meses de edad son las de la polio y la triple. La VCG se recomienda aplicar al año.

Si se encuentra mormado pudiera tener resecas las fosas nasales, en este caso solo deben ponerse gotas de té de manzanilla sin endulzar, a veces pudiera ser necesario limpiar las fosas nasales con un cotonete de algodón con un poco de té y/o aspirarse gentilmente con una perilla fina, larga y limpia.

Si se encuentra con llanto o inquieto pudiera tener hambre, estar mojado, demasiado arropado o tener cólico, en este último caso puedes darle 3 gotas de liberan de 15 a 20 minutos antes de su alimento, no debe excederse por más de tres ocasiones en 24 horas.

Alimentación

El mejor alimento que puede recibir tu bebé es la leche materna.

La leche hay que dársela cada 3 horas, si pide ante se puede administrar a las dos horas y en otras ocasiones dársela hasta las cuatro horas para que con esto poco a poco se acostumbre al horario de las tres horas.

En las primeras semanas el niño generalmente desea comer entre las dos y las tres de la madrugada; posteriormente dormirá de las 11 o 12 de la noche hasta las 5 o 6 de la mañana.

Nunca insistas para que tome más de lo que desee, busca el momento en que deje de comer y parezca satisfecho, recuerda que la mejor forma de destruir un apetito normal es insistir en que se termine toda la leche.

Antes de dar el seno al bebé es sumamente importante que la madre se limpie bien los pechos con agua hirviendo. No debe darse más de 10 minutos por cada lado, y se pondrá a repetir al bebé entre uno u otro pecho, así como al terminar de comer.

Después de terminar de comer coloca a tu bebé boca abajo sobre un colchón duro sin almohada y con las manos libres, o bien, del lado derecho. No es conveniente boca arriba, evitando en caso de vómito correr el riesgo de que se inunden las vías respiratorias y se asfixie.

Durante el primer año de vida es necesaria la vigilancia periódica de tu bebé con su pediatra para indicaciones de alimentación, vacunas, hábitos del niño, crecimiento y desarrollo (peso y talla).

Las visitas a su médico deben realizarse cada 10 días durante el primer mes, posteriormente cada mes durante el primer año y después cada 6 meses.

LLANTO

DURANTE LOS PRIMEROS MESES DE VIDA HAY QUE ACUDIR TODA VEZ QUE EL BEBÉ LLORA, PARA COMPROBAR SI SIENTE FRÍO, HAMBRE, DOLOR…

El llanto es la primera forma instintiva que utiliza el bebé para comunicar y expresar sus deseos e incomodidades, siendo esta la primera forma simbólica de comunicación de la que el bebé puede hacer uso.

Jugar con el bebé respondiendo a su llanto, sostenerlo en brazos, acunarlo y acariciarlo es importante. Se nos ha hecho creer que no siempre hay que hacer caso a sus berrinches o llantos continuos, sin embargo, durante los primeros meses de vida hay que acudir a su llamado para comprobar si tiene frío, hambre, dolor o si necesita cambio de pañal. Es importante calmarlo, permaneciendo a su lado, haciéndole suaves caricias, tomándolo de sus manos o incluso cargándolo en brazos para colocarlo después en la cuna. No se le puede abandonar mientras llora, es su forma de comunicarse, Al hacerlo nos está indicando que tiene una demanda física o psicológica por satisfacer.

Los niños a los que se les atiende serán en un futuro más seguros y tranquilos que aquellos que se les deja solos, esto último lo viven como un abandono a sus demandas. Normalmente ante estas situaciones solemos decir que se han mal acostumbrado y no es así, la realidad es que han interiorizado que nadie acudirá en su ayuda. Ante una respuesta de este tipo es probable que en el futuro sean seres introvertidos y ansiosos. No hay que confundirse, la educación no tiene que ver con esto, el niño no va a llorar toda la vida.

Cada bebé es único y particular y tiene diferentes formas de llorar. Obsérvalo, escúchalo y trata de reconocer que es lo que trata de pedir y qué quiere comunicar en cada momento. El bebé puede llorar por hambre, por frío o por calor, por cansancio, por dolor, por cólicos o simplemente porque necesita compañía. Cuando tiene hambre el llanto es fuerte y continuo y no se calla hasta que reciba alimento. Hay niños que no logran satisfacer su apetito al comer y continúan llorando, en estos casos es necesario analizarlo con el pediatra.

Cuando se sienten cansados lo expresan con lamentos y sonidos quejumbrosos. Si los sonidos son más fuertes es probable que el bebé tenga frío o calor. Para comprobarlo puedes tocarle la nuca, las manos o pies suelen estar más fríos que el resto del cuerpo y no son muy fiables. Si al tocarle detrás del cuello notas que está caliente y sudoroso quítale un poco de ropa y colócalo en un lugar más fresco. En caso de sentir frío cúbrelo con una cobija.

Los cólicos en los niños son típicos desde el nacimiento hasta el tercer mes de vida. Existen varias teorías en cuanto a su origen, la más aludida dice que su sistema digestivo todavía no está desarrollado completamente, otras sostienen que se debe al aire que se queda en el intestino después de mamar. El cólico provoca que llore y grite constantemente y que encoja las piernas como si le doliera algo. Es importante tomar en cuenta si el bebé toma su leche del biberón o del pecho, si toma del biberón observa si el agujero del chupón es muy grande y el líquido entra deprisa, también afecta si al mamar succiona muy rápido tragando gran cantidad de aire.

El estado de la madre es otra cuestión que considerar. SI se encuentra ansiosa o cansada al alimentar al bebé puede transmitir y contagiar su estrés provocando la misma intranquilidad en el niño.

Es conveniente que la madre se observe a sí misma en el momento de amamantar y se dé cuenta cuál es su comportamiento y sentimiento. Igualmente hay que observar si en el medio que la rodea hay ruido e interrupciones.

Cuanto más tranquila, más relajada y menos ansiosa esté en el momento de la lactancia, más cómodo y seguro se encontrará su bebé. Del mismo modo se sugiere que se retire a una habitación sola con el niño, que desconecte la televisión y el teléfono, poner música suave y tranquila que aliviará su estado emocional y el de su bebé. Hay que procurar hacer de la alimentación un momento íntimo. EL bebé todavía está en una fase simbólica con su madre.

Los cólicos pueden deberse a un problema psicológico, el niño se encuentra en un mundo desconocido para él. Al experimentar tantas sensaciones nuevas durante el día acumula una gran cantidad de tensiones que pueden manifestarse en forma de llantos y gritos. Es su manera de canalizar estas desagradables sensaciones corporales. Por esto los cólicos son más frecuentes durante las primeras horas de la noche.

Cuando a pesar de todos los desvelos no se consigue que el bebé se calme y deje de llorar y si durante el día se observan sacudidas que recorren su cuerpo o alguna otra conducta o reacción extraña hay que consultar al pediatra para estar seguros de qué es lo que realmente molesta al bebé.

> *Los niños a los que se les atiende su llanto serán en un futuro, seres más seguros y tranquilos que aquellos que se dejan solos.*

PRIMERIZAS

LA MEJOR MADRE ES LA QUE ES HONESTA CONSIGO MISMA, SE CONOCE Y, POR LO TANTO, RECONOCE SUS LIMITACIONES Y ALCANCES.

Es común que las mujeres embarazadas, especialmente aquellas que están esperando su primer hijo, tengan el anhelo de amamantar a su bebé. Este deseo tiene el propósito principal de procurar la mejor salud y bienestar posible para su pequeño, no obstante, es probable que las futuras madres tengan ciertas dudas e incluso temor al respecto.

Tener sentimientos encontrados en torno a la lactancia es normal, por un lado, queremos que nuestro bebé crezca sano y fuerte, no obstante, nos preguntamos si seremos capaces de lograrlo, si nuestros pezones tienen el tamaño adecuado, sí tendremos suficiente leche. Tal vez nos sentimos ansiosos al pensar que no será grato interrumpir nuestras actividades para dar pecho y que será mucho el tiempo que tendremos que invertir en esto, sabemos que nuestros senos permanecerán hinchados y nuestros pezones adoloridos durante las primeras semanas. Incluso podemos sentir cierta resistencia a tener un contacto tan íntimo con nuestro pequeñito.

Las mujeres somos seres individuales, con fisionomías, emociones, creencias y personalidades distintas. Sí partimos de esta base, entenderemos que no todas las madres viven una experiencia exitosa con respecto a la lactancia. Para amamantar a nuestro bebé tal y como lo imaginamos no basta con tener una buena disposición. Sin duda, proponernos amamantar es un buen comienzo, pero hay varios factores que intervienen durante el proceso, mismos que queremos señalar con el propósito de ampliar el panorama de las futuras madres que pudieran sentirse inciertas acerca de cómo vivirán esta experiencia.

A continuación mencionaremos algunos puntos importantes que favorecen a la madre para amamantar adecuadamente y disfrutar armónicamente de esta experiencia:

La succión del seno estimula la producción de leche que el bebé necesita consumir, por lo que, en la mayoría de los casos, la madre siempre tendrá leche suficiente para su hijo.

La frecuencia con que el niño pide alimento en las primeras semanas es de una a tres horas, alrededor de la sexta semana se puede ir espaciando hasta cada cuatro horas y en la noche se despierte una sola vez para comer. Pasados los tres meses muchos bebés duermen toda la noche sin despertar, por lo tanto, los papás tienen la oportunidad de descansar hasta ocho horas seguidas.

Si la madre se alimenta de manera adecuada, toma diariamente suficientes líquidos (dos litros de agua como mínimo) y descansa lo necesario para estar relajada, tendrá leche suficiente para amamantar a su bebé por lo menos hasta los 6 meses.

En otros casos amamantar resulta una tarea más pesada puesto que:

Muchas de las madres primerizas experimentan dolor en los senos inflamados y los pezones con frecuencia se agrietan y pueden llegar a sangrar. Algunas mujeres tienen pezones muy pequeños o incluso invertidos por lo que tanto ellas como sus hijos tendrán que adaptarse al uso de pezoneras de silicón.

Durante las primeras semanas (una o dos) la leche no fluye en abundancia. Ésta se regulariza conforme el pequeño succione; habrá que amamantar cada hora u hora y media para alcanzar la producción necesaria, lo que no siempre se logra y la madre no puede o no está dispuesta a dar pecho con tanta frecuencia.

La cantidad de leche puede comenzar a disminuir y no necesariamente porque se amamante con poca frecuencia; existen otras razones: que la madre esté pasando por una situación de estrés y la tensión inhiba la producción o un bajo consumo de líquidos o congestión de senos debido a dolor en los mismos y pezones maltratados. Incluso si el pequeño fue prematuro y al principio no pudo estar con su madre, es posible que no haya aprendido a succionar y una vez acostumbrado al biberón será poco probable que aprenda a alimentarse del pecho materno.

Los datos que presentamos son sólo algunos de los elementos o situaciones que se llegan a presentar y que con paciencia y dedicación se pueden resolver. Es decir, no por tener pezones agrietados será imposible dar pecho, o no por sentir tensión la leche necesariamente se retirará; simplemente nos interesa que la futura madre esté mejor enterada de situaciones que pudieran presentarse y que en algunos casos pueden prevenirse.

Amamantar exitosamente es un gran logro que sin duda brinda una gran satisfacción para la madre puesto que los beneficios para su pequeño son muchos. La leche materna ofrece grandes ventajas para el desarrollo fisiológico y emocional del niño: evita alergias, mantiene altas las defensas del bebé, favorece la salud dental del bebé, entre otras. Varios estudios han demostrado que los niños que se alimentan del seno materno se encuentran más relajados y presentan un ritmo cardiaco menos agitado que los pequeñines que toman biberón.

Finalmente queremos enfatizar que cada mujer es distinta en muchos sentidos, por lo que es importante que la futura madre se prepare, si está pensando amamantar, informándose adecuadamente acerca de las implicaciones que el dar pecho trae consigo. Lo fundamental es que se sienta contenta con la elección de hacerlo. Es deseable que la mujer que quiere dar pecho lo intente, ello no significa que deba sentirse mal si sobre la marcha decide o se ve en la necesidad de dar biberón; lo principal es reconocer que no tiene por qué imitar el ejemplo ni seguir el consejo de otras mujeres, si éste no la hace sentir bien o si no le funciona. Sabemos que toda madre desea lo mejor para su hijo. La mejor madre es la que es honesta consigo misma, se conoce y por lo tanto reconoce sus limitaciones y alcances.

INSUFICIENCIA

LOS FACTORES EMOCIONALES Y LOS PROBLEMAS
COTIDIANOS QUE ENVUELVEN A LA MADRE
PUEDEN SER DETERMINANTES PARA DISMINUIR O
MANTENER LOS NIVELES DE LECHE.

Desgraciadamente la leche materna no siempre brota en can-
tidades deseadas. La lactancia puede mantenerse por muchos
meses en condiciones normales y naturales, aunque existen
situaciones que provocan que ésta vaya mermando antes de
tiempo y que los volúmenes no sean los que el bebé está de-
mandando y necesitando para su sano crecimiento y desarrollo.

A continuación mencionaremos algunas cuestiones cotidia-
nas y sencillas que pueden estar causando la disminución en
la producción de leche por la madre y que conseguirlas puede
ayudar a recuperar y mantener los niveles óptimos y requeri-
dos para el lactante durante este periodo.

Tensión nerviosa, estrés excesivo.
Problemas emocionales, familiares, de pareja, econó-
micos, etcétera.
Exagerada precisión en los horarios para amamantar.
Baja ingesta de líquidos.
Fumar.
Consumo de bebidas alcohólicas y café.
Tomar píldoras anticonceptivas, diuréticos o cualquier
otro medicamento no indicado por el médico.

Ofrecer complementos de leche artificial adicionales.

Alimentar con papillas antes del 4° mes.

Darle un solo seno al niño.

Iniciar la lactancia siempre con el mismo seno.

Amamantar al bebé sin dejar que quede satisfecho.

Otra situación que hay que dejar a un lado es el medir a los lactantes con los mismos parámetros y evitar comparar la ingesta de un bebé que se alimenta del seno de una madre con el niño al que se le da fórmula. Incluso nunca serán atinadas las comparaciones con bebés que se alimentan de la misma forma; cada uno tiene necesidades y características personales e individuales.

Reiteramos que los factores emocionales y los problemas cotidianos que envuelven a la madre pueden ser determinantes para disminuir los niveles de leche necesaria para alimentar a su hijo.

COMPLICACIONES

Al igual que cualquier otro proceso biológico, la lactancia presenta complicaciones en determinadas circunstancias. Estas situaciones pueden ser originadas en la madre o en el niño.

En este espacio nos limitaremos a mencionar las distintas causas, diferenciando unas de otras, seguidas de una clara explicación introductoria.

Por causas de la madre:

- Galactoforitis.
  Inflamación de los conductos que portan la leche materna. Se presentan principalmente dentro de los primeros días posteriores al parto. Esta tensión puede estar ocasionada por un vaciamiento insuficiente de los senos, por un llenado excesivo de las glándulas originado por una gran producción de leche o por encontrarse obstruidos los conductos galactóforos. Para evitarlo hay que procurar que el bebé tome el pecho con mayor frecuencia si el dolor no lo impide, también hay que vaciar manualmente los senos después de amamantar ya que con tira leche la estimulación y producción láctea suele ser mayor.

- Grietas en el pezón.
  Se pueden prevenir durante los meses previos al parto aplicando algún tratamiento para tal efecto. Posterior al parto hay que cuidar mucho la areola mamaria entre cada toma, vaciar manualmente la mama y secarla con luz solar filtrada o con aire caliente para después mantenerla cubierta con una gasa estéril. Cuando éstas son muy dolorosas se recomienda interrumpir la lactancia un día completo y si persiste intensamente las molestias consultar al médico.

- Hipogalactia.
  La madre presenta una secreción insuficiente de leche que ocasiona desnutrición al bebé. Es necesario dar de mamar más seguido y descansar entre las tomas ya que una de las causas es la fatiga de la madre. Otros causantes son el vaciado inadecuado de los senos y algunos factores genéticos.

Por causas del niño.

- Cólicos.
  Trastorno muy frecuente que se presenta dentro de los 3 primeros meses de vida del bebé. El niño presenta ataques de llanto, principalmente por las tardes, enrojece y levanta las piernas. Durante este ataque le resulta relajante un masaje sobre el abdomen para emitir gases por el recto. Después de amamantar al niño hay que dejarlo erguido para facilitar los eructos y la

expulsión de ingesta excesiva. La medicación excesiva para minimizar los síntomas puede ser nociva para la salud del Infante.

- Estreñimiento.
Los niños que se alimentan con leche materna rara vez padecen este trastorno. Hay que vigilar sus heces, sí estas salen duras, habrá que dar algún jugo de fruta para regularlo.

- Sobrealimentación.
Otro padecimiento extraño dentro de la lactancia materna que puede suscitarlo una madre ansiosa que alimenta al niño cada vez que éste llora. Genera trastornos digestivos, vómito, estreñimiento, diarrea, entre otros.

- Intolerancia a la leche.
Hay que estar atentos en los casos que el bebé se muestra irritable o presente reacciones desfavorables: erupción cutánea, vómito, diarrea, languidez, etcétera, y consultar al médico para examinar si el niño es intolerante o alérgico a la leche y pudiera requerir alimentación especial.

- Ictericia.
Se debe a los ácidos grasos conocidos en la leche que inhiben metabolizar correctamente la bilirrubina. En general no impide la alimentación normal y en casos extremos la interrumpe sólo unos días.

- Rechazo.
  Cuando el bebé se presenta inapetente o le disgusta el alimento y no sube de peso como lo indican las tablas, es importante consultar al médico.

- Diarrea.
  Poco común y a la vez grave si se presenta. Nos damos cuenta al elevarse considerablemente las veces que obra y le acompañan normalmente el vómito y la fiebre.

- Vómito.
  Es común que el bebé regurgite después de cada alimento e incluso presente algunos vómitos de vez en cuando. El problema existe cuando los niños que normalmente no vomitan lo hacen, presentando náuseas y malestar general. En estos casos es preferible consultar al pediatra.

Pocos son los motivos alarmantes por los que el niño deja de comer, presentando algunas alteraciones de importancia que deban preocuparnos. Sólo esporádicamente y cuando observemos modificaciones significativas en su peso y talla o en su estado de ánimo, habrá que dirigirse al médico que lo atiende.

> *Sólo esporádicamente y cuando observamos modificaciones significativas en el bebé, en su peso y talla o en su estado de ánimo, habrá que dirigirse al médico que lo atiende.*

FÓRMULAS

LA ALIMENTACIÓN VÍA FÓRMULAS ES UNA REALIDAD QUE SE DA EN MUCHOS HOGARES RESPONDIENDO A DIFERENTES NECESIDADES OBVIAS Y CONOCIDAS.

Sencillamente una opción para alimentar a los pequeños, pero ¿qué afectos arroja el uso de este medio para dar leche al bebé?, por supuesto que nos estamos refiriendo al uso de la leche de fórmula en vez de materna.

Definitivamente el biberón tiene algunas ventajas sobre la leche materna. No lastima, siempre hay, no se acaba, no necesariamente se lo tiene que dar la madre, es muy práctica para servir, dar y llevar a cualquier lado, entre otros.

No obstante, creemos que lo más importante es analizar y darse cuenta de que lo mejor para el bebé y cuál opción le va a provocar mayores beneficios, sin dejar a un lado las bondades que le brinda a mamá desarrollar este proceso natural como recuperar su peso más rápido, entre otras consecuencias positivas que pudieran darse en armonía con la naturaleza.

La principal cualidad que tiene la leche materna es el vehículo para que el sistema inmunológico del bebé se fortalezca y con esto tener posibilidades de estar sano. En el terreno emocional le brinda seguridad al recién nacido, es el principal vínculo afectivo y de placer.

Entre los principales riesgos asociados en la alimentación con biberón, podemos mencionar los siguientes:

Estreñimiento.
Mayores niveles de plomo en la leche de fórmula.
Contaminación.
Las leches de soya contienen niveles de aluminio muy elevados.
Mal uso de la fórmula.
Dependencia de otros factores para completar la fórmula.
Efectos ecológicos adversos.
Mayor exposición a enfermedades y por lo tanto un incremento en los costos de salud.

Entre las enfermedades que muestran incrementos considerables por el uso de fórmulas encontramos estas:

Infecciones respiratorias.

Síndrome de Crohn (padecimiento inflamatorio crónico del intestino).

Colitis ulcerativa.

Diabetes.

Meningitis.

Otitis media (infección en el oído medio).

Linfoma (cáncer del tejido linfático).

Síndrome de muerte súbita.

Al mismo tiempo, sabemos que la alimentación vía fórmula es una realidad que se da en muchos hogares respondiendo a diferentes necesidades, incluso por imposibilidad de la misma madre para amamantar a su hijo, por lo que, únicamente recomendamos que cuando demos fórmula a nuestros hijos lo hagamos conscientemente y cuidando todos los detalles antes mencionados incluyendo el afectivo.

Aunque el biberón no es lo más recomendable, ofrece algunas ventajas contra la leche materna que lo hacen un complemento muy útil en la lactancia. No lastima, siempre hay, no se acaba, no necesariamente se la tiene que dar la madre, es muy práctica para servir, dar y llevar a cualquier lado.

DESTETE

LA INTRODUCCIÓN DE NUEVOS ALIMENTOS DU-
RANTE EL DESTETE HAY QUE HACERLO CON CUI-
DADO Y MUCHA ATENCIÓN.

La leche materna es el alimento básico y en muchos casos el único en la mayoría de los lactantes durante el primer semestre de su vida. El momento de incluir nuevos alimentos a la dieta del bebé marca el inicio del destete, el cual se irá dando de manera progresiva en cada uno de los nenes durante este periodo.

Comúnmente esto se va dando del cuarto al sexto mes de vida aproximadamente y depende, principalmente, de la capacidad de la madre en mantener los niveles de lactancia suficientes para satisfacer las necesidades totales de su hijo.

Algunas mujeres mantienen la producción de leche todavía por más tiempo, no obstante, en estos casos es importante complementar la dieta de los chiquillos a partir del sexto mes para ofrecer una alimentación a la altura de los requerimientos nutritivos del bebé en esta etapa.

La evolución gradual que va siguiendo el destete (como ya dijimos, el cambio se va dando paulatinamente y el inicio de las inclusiones que completan la dieta del pequeño no coincide con el fin de la lactancia) puede culminar hasta los 2 años de vida del niño, aunque lo que sucede con mayor frecuencia es que difícilmente los infantes mantienen la lactancia por encima del primer año de vida; de hecho poco a poco la leche materna deja de ser el alimento básico, convirtiéndose en un suplemento de la alimentación del bebé.

La introducción de nuevos alimentos durante el destete hay que hacerlo con cuidado y mucha atención. El bebé puede presentar alteraciones fisiológicas dolorosas al ingerir nutrientes nunca antes procesados por su sistema digestivo. Es importante empezar con alimentos ligeros y fáciles de asimilar como el puré de plátano, manzana, cereales (especiales para bebés), entre otros, y ofrecérselos en poca cantidad al principio y aumentar paulatinamente observando la respuesta del niño a estos nuevos alimentos.

También es aconsejable introducir un solo alimento por vez e ir incluyendo a la dieta nueva alimentos uno en uno hasta que se aprecie claramente que el niño, más bien su aparato digestivo esté acostumbrado a su nueva dieta.

Para estimar el mejor momento para iniciar el destete en los niños, es muy importante estar atento a las reacciones del bebé a la lactancia, será el niño, mientras en la madre no haya alteraciones que provoquen disminución importante en la producción de leche, quién detonea la señal que indique la necesidad de agregar alimentos complementarios a la dieta recibida hasta la fecha a base de leche materna o fórmula.

Aparte del efecto fisiológico que tiene el destete, hay que tener presente que la lactancia cubre también factores emocionales y afectivos en el niño. Al iniciar el destete se estará iniciando a la vez, el desapego de la madre con el niño y su inclusión social en un ambiente mayor al experimentado hasta entonces.

Por otro lado, también hay que tomar en cuenta la situación y condiciones en que se encuentra la madre en el terreno emocional, físico, profesional y familiar; siendo ella la proveedora de la leche será determinante el momento que esté viviendo para poder continuar y mantener la lactancia en niveles óptimos y suficientes para su hijo.

Para concluir se puede afirmar que son varios los factores que determinan el momento oportuno para iniciar el destete: el bienestar y la nutrición de la madre, el ritmo de crecimiento y desarrollo del niño y las condiciones de vida de las familias.

¿CÓMO ALIVIAR EL CÓLICO?

ANTES DE AFIRMAR QUE EL BEBÉ PADECE DE CÓLICO, LA HISTORIA CLÍNICA Y EL EXAMEN MÉDICO DEBERÁN DESCARTAR OTRAS CAUSAS.

Generalmente comienza a las 3 semanas de vida y desaparece al 4° mes, afectando del 10 al 30% de los niños. El cólico se acompaña de llanto recurrente, prolongando e inexplicable en niños de apariencia sana. El periodo más común de llanto es el de la tarde o noche y se caracteriza por un llanto agudo y penetrante.

Antes de afirmar que el bebé padece de cólico, la historia clínica y el examen médico deberán descartar otras causas agudas de llanto, provocadas por infecciones o disfunciones gastrointestinales.

La dieta del bebé deberá evaluarse, cuidar de no alimentar de más o por debajo de sus requerimientos, a su vez deberán observarse las evacuaciones, la frecuencia con que orina y la cantidad de sueño, el desarrollo afectivo del niño y el estado físico y emocional de sus padres.

También se deben revisar el peso, estatura y medir la circunferencia de la cabeza, los bebés que padecen cólico deben continuar creciendo y desarrollándose normalmente.

Existen diversos aspectos a considerar para atenuar, disminuir o eliminar, incluso, las causas y consecuencias de los cólicos:

Alimentación con leche materna.
Es preferible esta leche ya que la fórmula puede empeorar el cólico del bebé. Los síntomas del cólico pueden disminuir cuando se retira la leche de vaca de la dieta de la madre.

Alimentación con fórmula.
La proteína de la leche de vaca está compuesta por el suero. El suero puede prolongar el llanto en un pequeño número de casos de los niños que padecen cólico. Los síntomas del cólico pueden disminuir cuando se le da al bebé una fórmula que contenga proteína hidrolizada.

La alergia a la proteína de la leche de vaca es rara y ocurre solamente en el 1% de los bebés alimentados con fórmula, presentan llanto prolongado, diarrea persistente y/o defecan sangre. Cambiar a la leche de soya puede resultar benéfico en algunos casos, sin embargo, el 25% de los niños que son alérgicos a la proteína de la leche de vaca, también son alérgicos a la leche de soya.

Técnicas de alimentación.

Poner al bebé en posición vertical mientras se le alimenta, disminuye el cólico al impedir que el bebé trague mucho aire.

Revisar el tamaño de la botella y de la mamila de acuerdo con la edad del bebé. Las botellas curvas que permiten al bebé alimentarse estando sentado y las bolsas esterilizadas desechables también reducen la cantidad de aire que traga el bebé.

Enderezar al bebé para que repita. El bebé debe repetir después de tomar 1 o 2 Oz de leche, o cada 5 o 10 minutos después de empezar a tomar pecho.

Muchos bebés no tienen hambre en intervalos regulares por lo que en algunos días será necesario alimentarlos con más frecuencia.

Las gotas antigases que contienen dimeticona (espavén), no causan reacciones secundarias y son bastante utilizados para tratar el cólico.

Técnicas para reducir el cólico.

Colocar al bebé sobre las piernas o sobre el antebrazo y hacer una ligera presión sobre el abdomen del bebé para ayudar a disminuir el cólico. Darle un masaje de cuerpo completo, principalmente en el abdomen y mover como bicicleta las piernas del bebé.

Cargar al bebé o ponerlo en una cangurera también ayuda durante un espasmo de cólico. Acurrucar al bebé envolviéndolo en una cobija puede disminuir el cólico. Las sillas con movimiento, mecedoras y grabaciones del sonido del vientre materno son buenas opciones de apoyo. Cargar o mecer suavemente al bebé estimula el sueño.

Los chupones son efectivos cuando el bebé no tiene hambre, pero quiere chupar. Hay que evitar la excesiva estimulación porque puede prolongar el llanto.

Suele suceder que, aunque el cólico pase, el bebé se quede llorón, algunos bebés lloran porque necesitan ser estimulados, en estos casos hay que jugar con ellos o ponerlos en un cuarto donde haya actividad. Cuando el bebé esté cansado y quiera dormir hay que dejarlo en un cuarto oscuro y silencioso. Cuando solamente está inquieto o alterado se le puede dejar solo por un rato y nada más levantarlo si empieza a llorar fuerte.

ALIMENTACIÓN PRIMER SEMESTRE

HAY QUE SER PACIENTES, HÁBILES Y CREATIVOS EN LA ELABORACIÓN DE SUS PLATILLOS, ESPECIALMENTE A LA HORA DE LLEVARLOS A SU BOCA.

Durante el segundo trimestre de vida se introducen alimentos adicionales y complementarios a la leche dentro de la nutrición de los bebés. Esta adición hay que seguirla de manera progresiva ya que el tubo digestivo a esta edad carece de las enzimas necesarias y la flora intestinal apropiada para digerir correctamente algunos alimentos.

Hasta el tercer mes la alimentación debe ser totalmente a base de leche, a partir de aquí se pueden incorporar algunos jugos de fruta, cereales, papillas de frutas y verduras y, en algunos casos, se sugiere iniciar el consumo de carnes y pescados triturados o molidos.

Los cereales suelen ser el primer alimento sólido que se le da a los bebés, deben administrarse de manera pre digerida y sin gluten como el arroz y el maíz y, de preferencia, la leche debe prepararse por separado para después mezclarla con el cereal hasta alcanzar el espesor deseado.

Es recomendable que la inclusión de fruta sea en jugo primeramente y a partir del cuarto mes triturada o en papilla. Las frutas son una importante fuente de vitaminas. Algunas de ellas, como los cítricos, las fresas y las frambuesas, entre otras, pueden provocar alergias por lo que se recomienda incluirlos hasta cumplir el primer año. Los cítricos se pueden ofrecer con anterioridad si son bien tolerados por el bebé.

Las verduras poseen poco valor calórico y son ricas en fibra, de ahí su importancia para ayudar a la buena digestión y evacuación de los alimentos. Deben administrarse bien cocidas y trituradas o bien en papillas caseras o comerciales.

Las carnes, pescado y la yema de huevo son valiosos sustitutos de la proteína que contiene la leche y se recomienda agregarlos a la dieta del bebé a partir del sexto mes cuando el consumo de leche por parte del bebé se ha disminuido por la inclusión previa de cereal, fruta y verdura. La clara de huevo no debe dársele hasta el fin del primer año; puede ocasionarle alergias graves.

La leche de vaca no debe sumarse en la ingesta diaria hasta cumplido el primer año, sólo se pueden proporcionar algunos derivados como el yogur antes de este plazo.

Es probable que el niño se muestre renuente a incorporar nuevos alimentos a su dieta diaria. Hay que ser muy pacientes en este proceso, hábiles y creativos en elaboración de sus platillos y a la hora de llevarlos a su boca. Si el niño se resiste de manera extraordinaria a la diversidad o algún alimento en particular, hay que actuar con inteligencia y no obsesionarnos forzándolos a comer, esto puede revertirse y ser nuestro peor enemigo; el proceso de comer para el niño debe ser placentero y divertido.

Si pretendemos que el momento de la comida sea fructífero, cordial y amable, lo mejor es tener presente que al niño lo que más le gusta es jugar, para él las normas y buenas costumbres todavía no son parte de su acervo cultural. Hay que relajarse y estar preparados para ver todo un espectáculo de colores sobre su cara, plato, mesa, suelo y objetos aledaños, sin exagerar, hay que ser tolerantes con ellos para que este sea un momento de agrado y se cumpla el objetivo primordial, proveerlos de una alimentación rica y balanceada suficiente para un sano desenvolvimiento y su correcto desarrollo y crecimiento.

Muy pronto el niño va a aprender a comer como la gente adulta y su crecimiento no se va a ver afectado por principios poco propicias para su buena salud física y mental.

TRASTORNOS ALIMENTICIOS

LA ALIMENTACIÓN DE LOS HIJOS PUEDE SER UNA MANERA MUY CLARA DE CÓMO ESTÁN PERCIBIENDO SU MUNDO EXTERIOR.

La alimentación en los niños mantiene una relación muy estrecha con el aspecto psicológico del mismo.

En los primeros meses de vida el bebé recibe un enorme gozo al alimentarse, principalmente durante la lactancia, es la comida el medio para entender y percibir los afectos, es la boca su principal fuente de placer.

Al momento de abandonar el pecho sufre una pequeña crisis emocional, no obstante, la alimentación sigue siendo una fuente importante de placer y vehículo del cariño de su madre.

De la misma manera pero en sentido inverso, una problemática emocional puede y ocasiona trastornos en la alimentación del infante, es casi obligado que cuando un niño empieza a comer fuera de los parámetros normales de desarrollo se esconda una situación emocional que esté afectando el apetito del niño.

Durante los primeros años de vida es difícil que se presenten desviaciones importantes en la nutrición de los niños, sin embargo se presentan y hay que atenderlos oportunamente; esta etapa es básica para su desarrollo y la comida es un instrumento muy valioso para una sana formación física y emocional.

Al igual que los adultos, los niños pueden presentar casos de anorexia y obesidad.

La primera no se da al nivel de una adolescente, de hecho, son pocos los casos y éstas normalmente tienen su origen en una anorexia mal atendida en el neonato. Lo que presentan los niños con frecuencia es una oposición a la rigidez o normas que intentan imponerle sus padres o bien un rechazo al tipo de dieta que están recibiendo.

La obesidad es un caso más complejo. Aquí se involucran factores genéticos y hereditarios, en la mayoría de los casos el problema radica en la mala alimentación ya sea por la calidad de esta o por los volúmenes de ingesta. Es muy común que los papás gordos tengan hijos pasados de peso y esto no necesariamente quiere decir que los orígenes sean hereditarios, son de mayor peso los hábitos y costumbres que el niño aprende en su casa, tendiendo a crear personas obesas y mal alimentadas.

Hay otros trastornos muy extraños que pueden suscitarse en los peques. Hay niños que tienden a comer de manera excesiva y fuera de lo normal todo lo que se les aparece en su camino: basura, tierra, objetos varios, animalitos, entre otros, que al rebasar los parámetros normales se convierten en patologías. Otro problema raro que al presentarse es motivo de atención es la ingestión de gran cantidad de líquidos, al confundirse esta sintomatología con otras enfermedades fisiológicas delicadas como la diabetes por ejemplo. Existen otros casos todavía más extraños que tienden a comer sus secreciones, acción que resulta muy nociva para la salud del niño.

Una problemática emocional puede ocasionar trastornos en la alimentación del bebé.

Reiteramos, es muy poco probable que los niños durante su primera etapa padezcan trastornos alimenticios graves y, lo más importante, que las principales causas cuando estos se presentan se deben a situaciones emocionales. No obstante, es importante descartar cualquier situación fisiológica que pudiera originar el problema.

Es muy importante estar atento a la alimentación de los hijos, esta puede ser una manera muy clara de cómo están percibiendo su mundo exterior. A esta edad su mundo es muy pequeño y no resulta complicado darse cuenta de las situaciones que alteran el estado de ánimo del niño y con esto su buena alimentación.

La pediatría moderna está más atenta en este sentido y le está dando su debida importancia del factor emocional para el sano desarrollo y crecimiento de los niños. Proponen no ser tan estrictos y rígidos en el proceso, atender más a las preferencias de los niños, ser creativos en el diseño y en las formas de alimentarlos.

Sin caer en los actos exageradamente permisivos es sencillo plantear normas y lineamientos que permitan y promuevan una alimentación rica, variada y que agrade a los pequeños.

CUIDADO DENTAL

LOS EFECTOS DAÑINOS DE LAS CARIES PROVOCA-
DAS POR LA SUCCIÓN DEL BIBERÓN PUEDEN SER
PERMANENTES.

En vista de que muchos bebés no van al dentista hasta que son mayorcitos y dado que los efectos del niño sobre las caries provocadas por la succión del biberón pueden ser permanentes, es muy aconsejable que los padres reciban una directriz pediátrica para ayudarlos a establecer prácticas adecuadas de alimentación para sus bebés.

Específicamente te podemos aconsejar lo siguiente:

1. Nunca acuestes al bebé con biberón. Considera esto, si un infante requiere ser calmado a la hora de dormir, los chupones, música suave o mecedora, son una excelente alternativa para ayudarlo a dormir.

2. Nunca introduzcas el chupón a sustancias dulces o líquidas para inducirlo a succionar. Los bebés tienen una inclinación natural a mamar o succionar. Esta práctica es innecesaria y sólo aumenta el riesgo de las caries.

3. Comienza la aglactación (introducción de otros alimentos en la dieta del infante) alrededor de los cuatro mes de edad, es recomendable hacerlo en una taza entrenadora con boquilla en la tapa para beber.

4. Inicia una rutina con flúor (consultando a tu pediatra o a tu dentista). Los suplementos de flúor comienzan a ser necesarios alrededor de los 6 meses de edad para bebés que no toman formula reconstituida con agua que lo contenga.

5. Tan pronto como tu bebé inicie con el brote dental comienza la higiene oral diaria, limpiando suavemente la boca de tu bebé con una gasa húmeda o con un cepillo de dientes pequeñito y suave o con un cotonete de algodón, en un lugar donde tengas excelente visibilidad y accesibilidad a la boca, quizá sea en donde le cambias el pañal. Conforme broten más dientes, usa un cepillo de dientes con cerdas de nylon suaves y mango largo humedecido en agua tibia. Entre los 18 y 24 meses los niños insisten en lavarse solos los dientes, sin embargo, aún no tienen el desarrollo ni la coordinación necesaria para llevar a cabo una limpieza oral a fondo, por tanto permítele que se los cepille él por un corto espacio y posteriormente lávaselos tú, esto es especialmente necesario en el aseo nocturno que te tienes que asegurar que no queden restos de alimentos que puedan causar caries.

PASEOS CON EL BEBÉ

EL NIÑO EN CONDICIONES NORMALES Y SANAS
ESTÁ LISTO PARA REALIZAR SUS PRIMERAS SALI-
DAS DESDE LA 3° SEMANA DE VIDA.

Transcurren los primeros días de vida del bebé quien se encuentra bien resguardado por el cobijo de su casa; sus padres lo vigilan atentamente y no permiten que nada se le cruce cerca de sus narices, lo protegen de las corrientes de aire, bichos, contacto con personas ajenas, calor excesivo y de otros ambientes poco propicios para un ser carente de autonomía para protegerse, ¿y luego?

Ya estables en el hogar y con la seguridad de que el niño se encuentra sano, surge la inquietud de cuándo será el momento adecuado para salir a la calle con él y propiciar que el niño tenga contacto con el medio encontrado más allá de las paredes de su casa o algunas veces de su cuarto.

El niño en condiciones normales y sanas está listo para realizar sus primeras salidas desde la tercera semana de vida, se antoja pronto, sin embargo, es factible y recomendable para fomentar su estimulación en diferentes aspectos de su desarrollo por lo que, con las debidas precauciones, resultará positivo iniciar en este momento, los primeros paseos por espacios cortos y en lugares conocidos.

El niño necesita el contacto con el aire y el sol, le son provechosos, de hecho, los necesita para su sano crecimiento, por otro lado, cambiar de ambiente lo relaja y le brinda la oportunidad de conocer espacios y personas distintas a las conocidas.

Las salidas tienen que irse sucediendo con aumentos graduales y planeados, no hay que limitarlas a los días claros y soleados, podemos salir incluso con algo de frío, sin caer en extremos. Protegiéndolos del frío y previendo el excesivo calor con algo de agua y sombrilla, podemos no interrumpir los paseos cotidianos que tantas bondades le brindan.

El bebé a partir del tercer mes comienza a disfrutar viendo los autos, árboles, gente, etcétera. Es importante seleccionar lugares agradables a su vista, sentido que en este momento tiene más desarrollado, hay que llevarlo en un vehículo cómodo y práctico para tales fines. A partir de que el bebé pueda mantenerse derecho es preferible llevarlo sentado para que pueda ver mejor.

Cuando el niño empieza a desplazarse con sus propios medios empieza a elegir las direcciones y actividades a realizar de acuerdo con sus nuevas posibilidades, se detiene a su antojo, se entretiene con novedades que aparecen en su camino, en fin, la pasividad deja de ser su normalidad y comienza su autonomía. Las salidas son una buena oportunidad para ejercitarse e iniciar la exploración del mundo a través de todos sus sentidos.

La mayoría de los padres están conscientes de la importancia de estos paseos y tratan de experimentarlos de acuerdo con sus medios y viabilidades. Es importante planear la salida sin llegar a exageraciones, son estas las que originan que a los padres les dé pereza dar el paseo.

Ya vimos que los paseos son positivos y necesarios para los infantes, que estos están preparados para iniciarlos casi desde sus primeras semanas y que con buena disposición y sentido común de los padres se pueden realizar frecuentemente. Con todo esto la mesa está puesta para escoger lugares agradables, horarios cómodos y compañías idóneas para que el bebé disfrute una de sus distracciones cumbres que a esa edad tiene al alcance.

CRECIMIENTO

LOS NIÑOS CRECEN PESANDO ALREDEDOR DE 3 kg Y MIDIENDO CERCA DE 60 cm APROXIMADA-MENTE.

Los bebés, durante los primeros meses de vida, crecen a un ritmo tan vertiginoso que, de seguir así por un periodo más largo, fácilmente podrían verse cara a cara con las jirafas; por fortuna no es así y podemos coexistir en un universo más propio a nuestras dimensiones actuales.

Los niños nacen pesando alrededor de 3 kg y midiendo cerca de 60 cm aproximadamente, como ya se observó, el crecimiento es galopante y a una velocidad que los lleva a pesar 10 kg al terminar el año y a medir unos 75 cm de altura, más o menos.

En el segundo año de vida la situación es distinta y el crecimiento, aunque sigue siendo de llamar la atención, no alcanza modificaciones espectaculares, así, a lo largo de este año, los nenes suben más de 3 kg de peso y alrededor de 10 cm de alto.

Hay diferentes factores que influyen en el crecimiento de los niños, siendo algunos de carácter intrínseco al ser humano y otros más que tienen que ver con condiciones ajenas y externas a él como su entorno, el tipo de atención que les brinden sus familiares y centros especializados, entre otros.

Si los ordenamos en orden de aparición, el primer elemento que determina la talla de los niños es hereditario; de acuerdo al tamaño y peso de sus padres y abuelos, el niño nacerá con un código genético que predestinará a sus alcances. Estos son de gran influencia, mas no definitorios en las medidas de los niños.

En segundo lugar se ubica el fisiológico. La capacidad y el funcionamiento de los órganos que intervienen en el proceso natural del crecimiento marcarán el ritmo de éste en el ser humano; nos referimos principalmente al sistema endocrino. En una situación similar se encuentra el metabolismo, encargado de absorber y asimilar los nutrientes, entre otras funciones vitales para el organismo, que repercuten directamente en el desarrollo y el crecimiento de los niños.

Le siguen a estos en orden de aparición, más no en importancia, la alimentación. Un niño que no se alimenta adecuadamente y que no consume todos los nutrientes necesarios para su sano funcionamiento, nunca podrá ubicarse dentro de la normalidad en talla y peso. Los alimentos hacen que "la máquina" funcione, y de la calidad de éstos depende la sana optimización de sus recursos.

Otros aspectos que también adquieren una relevancia significativa son las costumbres sociales y familiares del grupo en donde crece y se desarrollan los pequeños, el clima, la altura, las condiciones del aire, etcétera. En fin, el lugar donde crece el niño será otro factor más que complementará la gama de elementos que determinan la talla y el peso de los niños.

Cualquiera de estos elementos será definitorio y participará activamente para determinar las medidas de cada niño, la suma de deficiencias en varios de ellos provoca las diferencias tan drásticas que a veces observamos, sin embargo, no queremos implicar que todos los seres humanos deberíamos medir más o menos lo mismo aunque en principio así pareciera, las diferencias culturales y genéticas van evolucionando y marcan diferencias que con el tiempo son parte de los rasgos distintivos de cada raza y de cada región en particular, que, sin reflexionar en ellas, ofrecen un panorama imposible de asemejar.

A excepción del factor hereditario, lo demás está a nuestro alcance y podemos corregirlo, remediarlo o superarlo con un poco más que buenas intenciones. Con una documentación oportuna, un asesoramiento indicado en una generosa dosis efectiva, los pequeños se encuentran en una posición inmejorable para crecer sanamente.

TALLA ALTA Y BAJA

DIFICILMENTE SE PUEDE OFRECER UNA TABLA DE VALORES "NORMALES" POR LO QUE CADA FAMILIA PUEDE ESTABLECER SUS REFERENCIAS DE ACUERDO CON EL COMPORTAMIENTO DEL RESTO DEL GRUPO FAMILIAR.

Algunos niños van manifestando tallas poco comunes de acuerdo con su edad. Un buen número de éstas no presentan problemas importantes de salud ni de crecimiento, sin embargo otras sí. Por esta razón el pediatra constantemente está al tanto del crecimiento normal del niño para detectar cualquier anomalía grave que se pudiera corregir con oportunidad.

Las alteraciones durante el proceso de crecimiento pueden ser de peso o de talla. En este capítulo abordaremos únicamente las correspondientes a la talla que se dan cuando un niño, en su etapa de crecimiento, no alcanza a rebasar los límites de estatura normal correspondientes a su cultura, raza y época.

Primero abordaremos los casos que presentan talla baja. En la mayoría de estos la razón es meramente hereditaria y corresponde a niños cuyos papás son también de estatura reducida, sin embargo, también existen causas hormonales que pudieran estar ocasionando esta alteración.

Entre las causas no hormonales podemos mencionar las siguientes:

- estatura baja de los padres
- enfermedades crónicas
- nutrición deficiente
- niños prematuros

Por otro lado, hormonalmente también existen diferentes causales:

- diabetes
- déficit de hormona del crecimiento
- hipotiroidismo
- exceso de cortisona producida por enfermedades
- baja en la producción de hormonas sexuales

Otra alteración en la normalidad de la talla es la inversa a la antes mencionada: el crecimiento excesivo. Esta anomalía rara vez preocupa, las personas altas son mejor aceptadas que las bajas y con esto, a menos que sea una altura desproporcionada, difícilmente se atiende a fondo.

Las causas que originan esta alteración son iguales a las de talla baja, es decir, existen motivos hereditarios, raciales y algunas otras originadas por trastornos fisiológicos hormonales o como consecuencia de padecimientos y enfermedades físicas y mentales.

Aparte de las tablas pediátricas que establecen las medidas de talla y peso para los primeros años y que son meramente una referencia, difícilmente se puede ofrecer una tabla de valores "normales". Los elementos involucrados son diversos y dispares de acuerdo con cada familia, raza, costumbres, tipo de alimentación, entre otras.

De cualquier manera, cada familia puede establecer sus valores de referencia de acuerdo al comportamiento del resto del grupo familiar y definir sus propios parámetros que le ayuden a detectar cualquier situación anómala de riesgo y atenderla y corregirla cuando esto sea posible.

ZAPATITOS

ES MUY COMÚN VER DESFILAR BEBÉS QUE NUNCA HAN PUESTO UN PIE SOBRE EL PISO Y QUE YA HAN ESTRENADO MÁS DE UN PAR DE ZAPATOS.

Con ternura vemos desfilar por el closet y la recamara de los bebés tantos pares de zapatos que pareciera ser un instrumento indispensable para su desenvolvimiento a tan temprana edad. Su misma gracia los hace un regalo muy común dentro de sus primeras festividades; nacimiento, bautizo o alguna otra celebración acostumbrada en su honor, de acuerdo a la religión y las costumbres familiares.

Como padres es difícil resistirse al deseo de ponerle unos lindos zapatitos que lo hagan verse bonito y otras veces muy chistoso. Es muy común ver al bebé que nunca ha puesto un pie sobre el piso y que ya ha estrenado más de un par de zapatos y no necesariamente respondiendo a una necesidad climatológica sino simplemente por gusto y decisión de sus progenitores.

El pie del lactante no tiene arco, este espacio está cubierto por una capa de grasa que puede permanecer durante los primeros años de vida, es de forma cuadrangular y puede andar, a partir del primer año de vida, apoyado en toda su superficie o solo en parte de ella, las puntas o el talón, según sus habilidades e inquietudes. Es aproximadamente a los 3 años cuando el nene empieza a caminar de manera similar a la de los adultos. La morfología del pie, principalmente del arco, comienza a tomar su forma definitiva a esta edad, alcanzando su madurez hasta los 8 años, a veces antes, independientemente del calzado que utilice.

El uso del zapato en estricto sentido ortopédico y sanitario se recomienda a partir de que el niño ya se mantiene erguido o lo que sería más contundente, cuando el bebé ya empieza a deslizar las plantas de los pies sobre el piso, no antes. De hecho, hay estudios que comprueban que lo mejor para un niño dentro de los primeros años de vida es andar descalzo, guardando únicamente las precauciones y el criterio necesario para no seguir estrictamente esta recomendación y poner a caminar a niños sobre superficies que pudieran dañar alguna parte de sus pies o sea el foco de posibles infecciones para los mismos.

Antes de decidirse a comprar un par de zapatos para el buen uso y que al niño le resulten cómodos, prácticos y útiles hay que pensar en los pies del niño y no en modas pasajeras y comerciales. El peque necesita un zapato que le cubra el tobillo y le dé firmeza, ancho y que le brinde la comodidad y soltura de todas sus partes incluyendo los dedos, de material poroso y natural que permita la transpiración de sus pies, ligero para su óptima movilidad, con suela plana y de adherencia media que genere una fricción segura.

Hay que tener especial cuidado en utilizar zapatos que aprietan el pie del niño, a esta edad, en mayor grado que los adultos, los zapatos de tallas justas y estrechas pueden deteriorar la morfología del pie y alterar la forma natural de los dedos de los pequeños. Así mismo, pudiera resultar nocivo el uso de zapatos heredados, cada niño le va dando su horma personal que difícilmente coincidirá con la de su "nuevo" dueño.

Pues bien, antes de calzar a tu hijo, será benéfico tomar en cuenta estas consideraciones que lo ayudarán a desplazarse mejor y a no perturbar la fisiología de su pie dentro de un crecimiento sano, natural y oportuno que agradecerá por mucho tiempo.

Para terminar y enfatizando, será de mucho provecho dejar que los niños anden el mayor tiempo posible, mientras las condiciones así lo permitan, descalzos, con la libertad y sensibilidad que esto ocasiona.

HORAS DE SUEÑO

NORMALMENTE LOS NIÑOS EN LA NOCHE, A PARTIR DEL 4° MES, DUERMEN ENTRE 10 Y 12 HORAS.

Los padres nos preguntamos con frecuencia ¿cuántas horas debe dormir mi hijo para descansar plenamente? Los niños van evolucionando tan deprisa que, incluso estando enterados de las necesidades de sueño, al cabo de unos meses ya es otra y resulta complicado mantenerse al día en este terreno.

Existen varias tablas muy similares entre sí que exhiben las necesidades de sueño que tienen los niños. A continuación, presentamos una que te orientará para conocer si tu hijo duerme más o menos de lo común:

EDAD	TIEMPO
Recién nacidos	20 a 22 horas
Hasta 6 meses	13 a 17 horas
Hasta 1 año	12 a 16 horas
Hasta 2 años	11 a 15 horas
Hasta 3 años	11 a 14 horas
Hasta 4 años	11 a 13 horas
Hasta 5 años	10 a 13 horas

Como se puede ver los rangos son amplios y los cambios, a partir del sexto mes, se van dando muy paulatinamente casi sin darnos cuenta. Normalmente los niños en la noche, a partir del cuarto mes, duermen entre 10 y 12 horas y el resto lo completan en 2 siestas al inicio y con una sola a partir del primer año, aproximadamente.

Queremos ser enfáticos en que esta tabulación es muy general y que no necesariamente todos los niños deben caer con exactitud en los rangos aquí expuestos, sin embargo, un cambio importante al respecto puede fomentar niños muy despiertos y nerviosos o niños dormilones y perezosos. Sugerimos, si la diferencia es importante, observar más de cerca al niño en su comportamiento cotidiano y comentarlo con el pediatra que lo atiende.

DOTACIÓN SENSORIAL

EL FETO CUENTA CON TODOS LOS SENTIDOS ACTIVOS DESDE EL VIENTRE MATERNO.

Los 5 sentidos sensoriales están desarrollados en el bebé ya antes de su nacimiento.

El niño nace viendo, oliendo, oyendo, tocando y degustando. Se sabe con certeza que el feto cuenta con todos los sentidos activos desde el vientre materno.

A continuación, se mencionan algunas características esenciales de los 5 sentidos corporales con que cuenta el niño desde su nacimiento y un tiempo antes de este:

Gusto:
Sentido del gusto se activa mediante el contacto de las papilas gustativas -localizadas en la lengua-con sustancias diversas. El bebé nace sabiendo distinguir los sabores ácidos, dulces, amargos y salados; reconoce los opuestos y deja ver respuestas de preferencia o disgusto ante unos y otros. Esta cualidad se puede observar y aprovechar durante la lactancia al mostrar su preferencia sobre algunos sabores que traspasan la leche materna.

Olfato:
Los receptores olfatorios se encuentran en la región superior de las fosas nasales, el neonato puede reconocer por sus aromas a la madre desde el momento de su nacimiento, hay

pruebas que demuestran la agudeza de este sentido desde los primeros días de vida, aunque su desarrollo óptimo se presenta hasta finales del primer año de vida.

Vista:

La vista es el sentido que le da forma y color al mundo exterior. El feto podría ver desde unos meses antes de su alumbramiento si el claustro materno no lo impidiera. Al nacer, el niño ya cuenta con algunas capacidades visuales: distingue tonos brillantes, el color rojo, figuras ovaladas, es sensible a la intensidad de la luz, percibe, sin identificar, el rostro humano, capta formas inanimadas o animadas a unos 30 cm. Aunque algunos bebés den la impresión de carecer de estas facultades, es sólo eso, ya que si lo hacen. A su vez, los neonatos durante el primer mes de vida no coordinan el movimiento de los ojos y pueden parecer bizcos, este proceso de maduración comienza al segundo mes y es hasta el sexto que la alcanza. Para entonces el bebé ya reconoce toda la gama cromática.

Tacto:

El órgano del tacto es la piel en cuya superficie se encuentran los receptores o células sensoriales encargadas de recoger y transmitir las sensaciones táctiles. Estando todavía en la matriz, el feto está en contacto constante con el líquido amniótico y en el período final de la gestación percibe las contracciones de su madre y la presión del útero. Al nacer está muy sensible a las formas e intensidades con las que es manipulado; cómo lo cargan, el baño, la temperatura, etcétera. De hecho, el tacto es su principal fuente de placer y disgusto y es el sentido más desarrollado en el recién nacido. Por el tacto los bebés reconocen y exploran el rostro de sus padres.

Oído:

La audición tiene una importancia fundamental en la relación del bebé con su medio. La facultad del bebé para oír se encuentra presente desde la gestación, unos meses antes de nacer el feto ya reconoce algunos sonidos tanto internos del organismo de la madre como externos: música, voz y ruidos diversos. En los primeros días de vida tiene inclinación hacia los sonidos graves por lo que reconocen más fácilmente la voz del padre. Es hasta los cuatro meses que empieza a poner atención a los sonidos y hasta el octavo que voltea en respuesta a este estímulo.

Cada recién nacido y cada uno de los sentidos tienen diferentes ritmos de desarrollo, peculiaridad que se presenta en los distintos aprendizajes que ha de llevar a cabo el ser humano a lo largo de los años.

Estimulación y Psicomotricidad

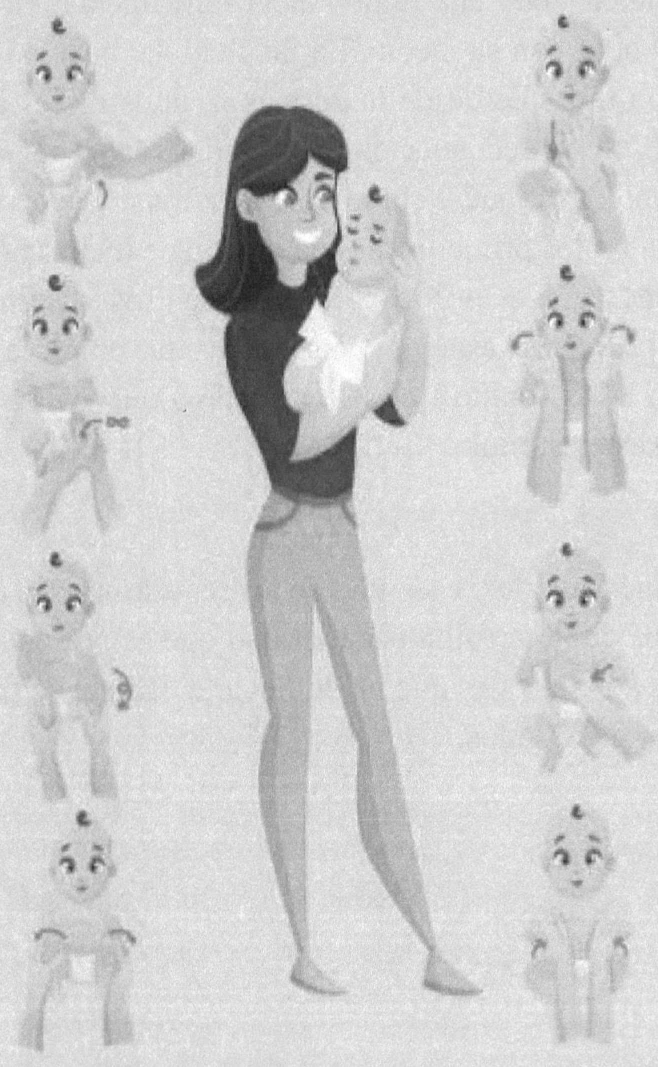

PSICOMOTRICIDAD

EL INICIO DEL PROCESO DE LA CONSTRUCCIÓN DE NOCIONES DE DISTANCIA, TAMAÑO, DIRECCIÓN, SUCESIÓN Y TIEMPO…

El bebé poco a poco va creciendo y adquiriendo habilidades cada vez más complejas que le permiten relacionarse con las personas, los objetos y las situaciones del medio que lo rodean. Junto con estas funciones desarrolla su inteligencia y aprende; es así como entiende y organiza su mundo. Con todo esto es capaz de comprender y hablar, de movilizarse, manipular objetos y de relacionarse con los demás. De esta forma, además de sentir, va expresando sus emociones.

La psicomotricidad es una experiencia psico corporal. Es el inicio del proceso de construcción de nociones del límite, distancia, tamaño, dirección, sucesión y tiempo.

Conforme el bebé crece va descubriendo su cuerpo y lo proyecta hacia el espacio exterior a través de sus movimientos. Es así como empieza a conocer el mundo, formando una estructura intelectual, complementándola con el afecto de sus relaciones.

Ejecuta sus movimientos a través de la relación entre su actividad mental y su función motriz, ambas lo conducen hacia un equilibrio integral consigo mismo.

La coordinación motriz fina se refiere a la capacidad que tenemos todos los seres humanos para desarrollar pequeños segmentos corporales como lo son la cara, manos y pies. Realizando actividades que requieren de precisión, presión y destreza, es decir, movimientos finos y delicados. Los gestos que el pequeño realiza ayudan a movilizar sus músculos faciales, favoreciendo la correcta articulación del lenguaje.

Al mismo tiempo aparece la coordinación motriz gruesa con la que se habilitan grandes grupos estructurales en forma coordinada, ya sea para movimientos simples o complejos, logrando del dominio armónico de sus músculos. Cuando logra tener control sobre su cuerpo, descubren las posibilidades, variantes y capacidades de moverlo, facilitando su adaptación a las actividades de la vida diaria.

La psicomotricidad es el motor con el que se entiende mucho de lo que conforma nuestra primera infancia. A partir de ella desarrollamos nuestras capacidades y habilidades cognitivas, motrices, emocionales y sociales. Después de los cuidados fisiológicos, esta área de desarrollo se instala como una prioridad en la atención de nuestros hijos. Y, lo más importante, es la base del juego, actividad trascendente y medular para su sano crecimiento.

EJERCICIOS DE RELAJACIÓN

EL MASAJE DE RELAJACIÓN PARA BEBÉS
REQUIERE DE UNA TÉCNICA QUE ES NECESARIA
APRENDER Y DOMINAR.

Los bebés tienen necesidad de ser alimentados no solamente de comida, también amor y caricias, ser cargados, acunados, tocados, masajeados…

El masaje de relajación para bebés requiere de una técnica que es necesario aprender y dominar para lo que, cuando des masajes a tu bebé, te recomendamos poner atención en lo siguiente:

Busca un espacio caliente y confortable para el niño ya que estará desnudo durante los ejercicios.

Utiliza crema o aceites naturales para los ejercicios.

Es importante dejar pasar un tiempo considerable después de que el bebé haya comido.

Para completar el masaje de relajación, puedes continuar con el baño.

El masaje puede darse en la mañana o a media tarde antes de la siesta.

Puedes apoyarte con música tranquila durante la sesión.

Es muy importante que, para dar estos masajes, te sientas relajada, toda la tensión que puedes tener se la puedes transmitir a tu bebé y lo importante es que los dos disfruten este momento.

Coloca a tu bebé sobre tus piernas en algunos ejercicios y para otros utiliza un colchón forrado con una tela suave.

Empieza con sesiones de 5 minutos y auméntalo hasta 15 minutos.

Durante el desarrollo de las actividades, sonríele, háblale cariñosamente, cántale y procura un ambiente de calma y seguridad. Evita la brusquedad y trátalo con delicadeza.

Ejercicios

1. Con una mano, toma al bebé por la nuca y con la otra por los muslos, el pequeño se doblará por sí mismo cobrando la posición fetal.
2. Carga al bebé de tal forma que la cabeza quede apoyada en un brazo y la mano debajo de sus piernas, acarícialo con la otra mano.
3. Pasa los dedos de una mano suavemente en todo el cuerpo del bebé, presiona suavemente con las manos

todo su cuerpo, realiza la misma acción pasando un objeto suave por todo su cuerpo.

4. Acuesta al bebé boca abajo, tómale la mano y acaricia suavemente su dorso hasta que la mano quede abierta, déjala apoyada unos segundos, pon tus manos en el hombro del bebé y con palmaditas suaves acarícialo hasta llegar a sus manos y cada uno de sus dedos, realiza la misma acción con la otra mano.

5. Acuesta al bebé boca abajo sobre una pelota, acariciarle el cuerpo desde los hombros hasta los pies procurando que la pelota no se mueva.

6. Acuesta al bebé boca arriba sobre la pelota, muévelo lentamente y mantenlo sujeto por los hombros para que se meza con el vaivén de la pelota.

7. Acuesta al bebé boca arriba, golpea ligeramente con tus manos todo su cuerpo, presiona suavemente con tus dedos como amasando todo su cuerpo (repite la misma acción acostándolo boca abajo).

8. Acuesta al bebé sobre tus piernas y acaricia la espalda y después todo su cuerpo, realizando la misma acción con una esponja.

9. Cuando bañes al bebé aprovecha para acariciarle los dedos de las manos y haz que chapotee golpeando el agua con sus brazos.

10. Acuesta al bebé boca arriba, palpa su cuerpo con las yemas de tus dedos dando ligeros golpes por las pantorrillas y brazos, y dale ligeros masajes por los dedos de los pies.

11. Acaricia la punta de la nariz de tu bebé con mucha suavidad sin taparle los orificios nasales.

12. Acariciarle suavemente las diferentes partes de su cuerpo con objetos de diversas texturas.

13. Sopla suavemente la cara del bebé y pon la tuya para que le sople.

14. Habla con tu bebé; le complace que le cuentes cosas.

15. Inventa cuentos cortos y permite que participe con gestos y palabras que ya conoce.

16. Toma la mano del bebé y cepilla los dedos con un pincel, juega a pintarle los dedos.

ESTIMULANDO A NUESTROS BEBÉS

HA EXISTIDO A LO LARGO DE TODAS LAS GENERACIONES UNA ESTIMULACIÓN REALIZADA DE MANERA ESPONTÁNEA Y NATURAL POR LAS PERSONAS QUE RODEAN AL BEBÉ.

Es fácil sentirse confundido por tanta información exhibida de estimulación temprana en la actualidad. Aparte de la gran variedad de centros especializados en el tema que ya existen, cada día aparecen nuevas publicaciones haciendo referencia a algún tipo de estimulación y su importancia para el sano desarrollo de los niños.

Nosotros pensamos que independientemente de la efectividad, aprobada o no, de estas opciones y de la posibilidad de acceder a alguna de ellas, ha existido a lo largo de todas las generaciones una estimulación realizada de manera espontánea y natural por las personas que rodean al bebé, en mayor grado por los padres y que se puede llevar a cabo en varios espacios en cualquier momento que se disponga con un poco de voluntad y un tanto mayor de buenas intenciones.

A continuación, abordaremos con sencillez algunos ejercicios que ayudan a los bebés durante el segundo semestre de su primer año, favoreciendo su desarrollo y estimulación y que se pueden practicar fácilmente. Los dividimos en 3 etapas para su apropiada ubicación. Es muy importante tener presente que el desarrollo de cada uno de los peques tiene que ver con muchos más factores que sólo la edad por lo que habrá que ubicarse en los ejercicios que el niño puede hacer y no necesariamente en los que indique la tabla según los meses de vida.

Séptimo Mes

Algunas cosas que ya puede empezar a hacer:

Sentarse con ayuda y permanecer ahí por un tiempo.
Aventar objetos.
Estar en constante movimiento.
Prensar cosas con 3 de sus dedos.
Comer con las manos.
Atiende a su nombre y voltea.

Ejercicios para estimularlo:

Cambiar sus juguetes por otros de diferente textura.
Ponerlo frente al espejo para que se reconozca.
Atrapar un objeto para que lo descubra.
Cubrir su carita para que la destape.
Sentarlo entre algunos de sus juguetes.
Alejarse de él por breves momentos simulando un juego.

Noveno Mes.

Algunas cosas que ya puede empezar a hacer:

Sentarse por sí solo.

Apuntar con un dedo.

Reconocer sus alimentos.

Tiene mayor movilidad y flexibilidad.

Balbucea algunas letras y palabras.

Distingue y le agrada salir a la calle.

Ejercicios para estimularlo:

Darle cosas delgadas para que las pesque con 2 dedos.

Ponerle música para que "baile".

Prestarle revistas para hojearlas.

Motivarlo al gatear.

Sujetarle un globo en la muñeca para que lo mueva.

Señalarle y darle nombre a su boca y nariz.

Onceavo Mes.

Algunas cosas que ya puede empezar a hacer:

Dice papá y mamá indistintamente.

Integran movimientos.

Dar algunos pasitos con ayuda.

Utiliza la memoria y el lenguaje.

Su ambiente empieza a ser independiente.

Distingue más partes de su cuerpo.

Ejercicios para estimularlo:

Enseñarle a meter y sacar objetos de un bote.

Darle y que regrese sus juguetes.

Hablarle claro y pausado algunas palabras simples.

Ponerle una pelota para que la persiga gateando.

Prestarle papeles para que los rompa o arrugue.

Dejarlo que se pare apoyándose de algo firme.

Recuerda, es muy importante que respetes sus tiempos y que lo procures con mucha paciencia y todo el amor.

ESTIMULACIÓN TEMPRANA

LA ESTIMULACIÓN DEBE AJUSTARSE A LAS
NECESIDADES DEL NIÑO, PRACTICARSE DE
MANERA PERSONALIZADA Y QUE FAVOREZCA
TANTO SU SALUD MENTAL COMO FÍSICA.

Reiterando la importancia de la estimulación a continuación presentamos una propuesta específica de acción desarrollada por uno de nuestros colaboradores en el tema.

El primer año de vida del bebé se caracteriza por un intenso desarrollo en el aspecto motriz, observando que sus movimientos van desde los reflejos neonatales hasta el inicio del gateo y el caminar; asimismo, se vuelve capaz de manipular diversos objetos que llaman su atención.

Gracias a estas acciones motrices el niño desarrolla simultáneamente sus capacidades cognitivas y psico afectivas si se le estimula de manera sistemática, oportuna y fundamentada en principios científicos.

La estimulación debe ajustarse a las necesidades del niño, practicarse de manera personalizada y que favorezca tanto su salud mental como física.

La estimulación motriz actúa favorablemente sobre el sistema nervioso central en su proceso de maduración y permite desarrollar y fortalecer el organismo del niño, le da confianza y seguridad en todas sus acciones.

El futuro del niño depende de la atención que le preste la madre, en primer lugar, posteriormente la familia y, de manera muy especial, la institución que coadyuve a su formación progresiva.

Desde su nacimiento el bebé está capacitado para ir conociendo el medio que le rodea a través de lo que ve y escucha, de lo que toca y al reaccionar ante determinadas situaciones. A estas reacciones se les llama reflejos. Algunos reflejos van desapareciendo durante los primeros cuatro meses, hay que estimularlos en ese periodo para dar lugar a movimientos más intencionados que le permitan adquirir nuevas experiencias cada vez más controladas con él mismo.

De los 4 a los 8 meses el bebé es capaz de explorar su medio al desplazarse rodando o deslizándose, manipulando con mayor seguridad los objetos que estén a su alcance.

De los 8 a los 12 meses ya puede desplazarse gateando y a veces hasta caminando con apoyo, sabe lo que quiere y lo que busca. Su campo de exploración aumenta enormemente y necesita libertad para desplazarse y manipular objetos.

La estimulación que se le impartirá al niño durante su primer año de vida estará basada en cuatro acciones educativas:

Masaje.

Es de gran importancia para los niños recién nacidos durante los primeros cuatro meses de vida pues produce un efecto de relajación que compensa la hipertonía fisiológica característica de esta etapa y se puede ofrecer rozando la piel del niño en ciertas direcciones, en determinadas regiones del cuerpo como la espalda o los pies.

Reflejos.

Favorecen la relación del bebé con su medio durante los cuatro primeros meses, especialmente en el primero. Si se estimulan, las experiencias que va acumulando le permitirán desarrollar búsquedas ya orientadas y movimientos cada vez más controlados. Esto se logra con un ligero roce de nuestros dedos (índice y medio) o con un cepillo de cerdas suaves en la piel del bebé. Esta estimulación se realiza en distintas partes del cuerpo del bebé para obtener respuestas motrices reflejas que favorecerán su desarrollo motor.

Ejercicios Activos.

Estimulando la vista y el oído del bebé presentándole objetos brillantes de colores o el rostro humano sonriente, para que aprenda a fijar la vista en ellos y después rastrearlos cuando se le muevan, muy despacio, agitándolos a una distancia de 45 cm de sus ojos.

Los estímulos auditivos también deben hacerse con base en sonidos agradables para que los rastree dirigiendo sus movimientos y atención hacia ellos.

La función más importante de los ejercicios activos es que el niño aprenda a conocer y comprender la relación entre varios estímulos y a realizar movimientos por sí mismo, hacia un objetivo específico, desarrollando desde esta etapa su capacidad de atención.

Ejercicios Pasivos.

Conducen a la estimulación propioceptiva. Son llevados a cabo por parte del adulto con el objetivo de activar terminaciones nerviosas en las articulaciones, dando al niño una sensación o idea, del movimiento que se espera de él.

Contribuyen a favorecer diferentes grupos musculares, estimulan el equilibrio y la orientación espacial (aparato vestibular del oído).

Un elemento que colabora en la realización de los ejercicios pasivos es el dominio del agarre, cuando esto no ha ocurrido, el adulto ayuda al niño colocando sus manos suavemente sobre las de él sin presionar ni tirar de la muñeca. Esta ayuda irá disminuyendo hasta lograr el agarre de manera independiente.

> *La estimulación que se le impartirá al niño durante su primer año de vida estará basada en cuatro acciones educativas: masaje, reflejos, ejercicios pasivos y ejercicios activos.*

A continuación, transcribimos los bloques de ejercicios que conforman este programa de estimulación. Están divididos en cuatro trimestres para su óptima aplicación.

45 días a 3 meses

El niño acostado boca abajo sobre la mesa con apoyo de antebrazos, el adulto lo llamará por su nombre para que busque con la mirada, después desliza un juguete que produzca sonidos suaves llevándolo hacia un lado, hacia otro y hacia arriba-abajo con el fin de lograr que busque la fuente generadora del sonido. Repetir de 2 a 3 veces. Ejercicio activo.

Tomar al niño por debajo de las axilas apoyando sus pies en el abdomen del adulto, realizar movimientos laterales libremente. Esto se ejecuta conversando con él y cantándole. Repetir de 2 a 3 veces. Ejercicio pasivo.

Reflejos de prensión palmar:
Lo primero es conseguir que el niño abra el puño acariciándoselo, meter un dedo en la mano y los sujetará inmediatamente. El propósito no es que sujete el dedo indefinidamente, sino que abra y cierre el puño; el reflejo de las manos habitualmente determina una acción de prensión que no incluye el pulgar y que puede ser lo bastante fuerte como para sostener el peso del niño durante corto tiempo. Cuatro a 6 veces cada mano.

Reflejos plantares:

Apertura y contracción de los dedos de los pies; acariciar con el dedo índice la planta del pie, cerca del talón, el niño extenderá de inmediato los dedos, si se le toca la planta cerca de los dedos, los contraerá, hacer que abra y contraiga los dedos de ambos pies de cuatro a 6 veces.

Reflejo de marcha:

Se sostiene al niño sujetándole por las axilas en posición vertical de manera tal que sus pies quedan tocando una superficie horizontal para que pueda "caminar" al contacto del piso o de escaleras. 2 a cuatro veces.

Reflejo de gateo:

Se coloca el niño boca abajo sobre una superficie y se aplica presión a la planta de uno y otro pie alternativamente, el niño responderá con una pauta del gateo ejecutada con sus extremidades superiores e inferiores, sin desplazamiento. 2 a cuatro veces.

El niño acostado boca arriba sobre la mesa, el adulto lo sostiene por los tobillos y con la otra mano le pasa el cepillo de cerdas suaves por el borde externo e interno del pie. Repetir 2 o 3 veces por cada pie. Reflejo.

El niño acostado sobre la mesa, el adulto lo sostiene con una mano y con la otra le mostrará un juguete brillante sonoro dentro de su campo visual para que lo consiga con la vista; mantendrá el juguete en un lugar, posteriormente en esa misma posición le pasará al niño el dedo por la columna vertebral en dirección a los glúteos. Hacer una vez de cada lado. Activo, pasivo, reflejo.

Reflejos de equilibración:
Colocar al niño sobre el abdomen del adulto y tomarlo por las axilas, llevarlo hacia adelante y hacia atrás, hacia un lado y hacia el otro, de manera que se estimulen los reflejos laberinticos. Repetir de 2 a cuatro veces.

3 a 6 meses

El bebé acostado boca abajo sobre la mesa con las piernas fuera, realizar un suave y ligero pellizco en los glúteos hasta lograr que extienda las piernas por reflejo. Repetir de cuatro a 6 veces. Reflejos.

El niño acostado de espalda a la mesa, el adulto lo sujeta por debajo de las axilas y levanta ligeramente su tronco para realizar medio giro hacia la derecha e izquierda. Repetir de 3 a cuatro veces por cada lado. Pasivo.

El niño acostado boca abajo, una mano del adulto colocada en la planta de los pies del bebé, la otra pasará por debajo de las axilas sujetándolo suavemente, al frente del pequeño se colocará un juguete para estimular que se desplace y trate de alcanzarlo, facilitar que el niño lo agarre. Activo.

Acostado boca arriba, el adulto mantiene la pierna del pequeño por debajo con una mano y con la otra la coloca de manera que el dedo pulgar quede en la planta del pie y el resto en el empeine, realizar movimientos suaves con el pulgar desde los dedos hasta el talón, siempre en dirección hacia arriba. Repetir de 2 a 3 veces con cada pie.

El bebé acostado boca arriba, el adulto lo sujeta por los tobillos y eleva las piernas, frente al niño se sostiene un juguete sonoro fuera de su campo visual para que se estimule a alcanzar. Repetir de 3 a cuatro veces. Pasivo-activo.

El niño acostado boca arriba, el adulto lo sostiene por debajo de las axilas con ambas manos para ponerlo en posición vertical (parado), insistir en que el niño "baile" (no dejando que se apoye completamente en sus pies), utilizar música rítmica binaria. Repetir de 2 a 3 veces.

El niño acostado boca abajo, pasar las 2 manos suavemente por la espalda desde los glúteos hacia arriba sin tocar la columna vertebral, colocar objetos sobre la mesa para que los visualice. Repetir de 3 a cuatro veces. Masaje.

Estimular el giro activo (derecha a izquierda), desde la posición acostado boca abajo, colocando un juguete llamativo hacia el lugar del giro y facilitar que el niño lo agarre. Repetir de 3 a cuatro veces de cada lado. Activo.

Estimular el gateo, colocando un juguete llamativo frente al niño para favorecer el desplazamiento. Activo.

El niño acostado boca arriba, el adulto le colocará un juguete que cuelgue por encima del ombligo, hacer que intente alcanzar con los pies o con las manos el juguete. Repetir de 3 a cuatro veces. Activo.

El niño acostado boca abajo, el adulto le coloca un juguete al lado para estimular que realice giros hacia la derecha e izquierda y agarre el objeto para accionar con él (agitar). Repetir de 3 a cuatro veces por cada lado. Activo.

6 a 9 meses

Gateo libre, por un juguete.

Acostado boca abajo, colocarle juguetes de diferentes tamaños y texturas (uno a la vez) a la distancia de sus brazos para que los flexione y extienda, primero con un brazo y después con el otro. Repetir 3 veces.

El bebé acostado boca arriba, el adulto lo sujeta por los tobillos y eleva las piernas, frente al niño se coloca un juguete para que lo estimule a alcanzarlo, alejar el juguete para provocar estiramiento, permitir que lo apriete, agite, golpee. Repetir 3 veces.

Sentado, sacar y meter objetos, piensa digital.

El adulto sentado con piernas unidas y extendidas, el pequeño a su lado en posición de gateo, el adulto estimula al niño para que trepe por encima de las piernas. Repetir 3 veces.

El bebé de pie, el adulto lo sostiene por el abdomen con una mano y con la otra lo estimula con un juguete a realizar la flexión del tronco. Repetir 3 veces

El pequeño acostada boca arriba, el adulto lo sostiene por las axilas y trata de incorporarlo en posición vertical (parado), estimula para que el niño "baile". Repetir 3 veces.

El niño sentado, pinza digital, meter y sacar objetos, lanzar la pelota desde esta posición y continuar gateando por el piso a buscarla. Repetir de 2 a 3 veces.

De pie, con ayuda del adulto, subir y bajar un cajoncito de 5 a 10 cm de altura. Repetir 3 veces.

Sentado o parado con un punto de apoyo (mano del adulto), ofrecerle pelotas en una caja para que la saque y las lance, ofrecer el segundo punto de apoyo para caminar y recoger las pelotas, guardarlas en la caja. Repetir alternando las manos. Repetir 3 veces

9 a 12 meses

El niño sentado en un banquito con los pies apoyados en el piso, el adulto por detrás le sostiene por los muslos y le llama su atención, para que el pequeño busque de dónde procede la voz y realice torsión del tronco. Repetir 3 veces de cada lado.

El niño acostado boca arriba, el adulto lo sostiene por los tobillos y con la otra mano le paso un cepillo de cerdas suaves por el borde externo e interno del pie. Repetir de 2 a 3 veces por cada pie.

El niño parado, el adulto sostiene al pequeño por debajo de las axilas y trata que dé algunos pasos por el piso.

De pie con ayuda del adulto, subir y bajar un cajoncito de 10 a 5 cm de altura. Repetir 3 veces.

Sentado, abrir y cerrar una caja, meter y sacar objetos de esta.

El niño colocado en posición cuadrúpeda (gateo), colocar un juguete a una altura tratando que el niño desde esa posición avance hacia él y se pare para alcanzarlo. Repetir de 2 a 3 veces.

Esconder un juguete para que lo busque.

El niño acostado boca abajo con apoyo de antebrazos, pasar el dedo de arriba hacia abajo por el centro de la espalda para que se produzca una extensión del cuerpo. Repetir de 3 a cuatro veces.

El niño parado se sostiene de un aro junto al adulto que se coloca por delante y lo estimula para que dé pasitos, pasando 3 o cuatro objetos colocados en el piso.

Subir y bajar una escalera de 3 o cuatro peldaños con la ayuda del adulto, se estimulará con un juguete colocado arriba de la escalera. Repetir 3 veces.

Desde la posición de sentado o parado lanzar la pelota y estimular para que gatee o de pasitos para recogerla. Repetir 3 veces.

Todos estos ejercicios favorecen el desarrollo total del niño que vive el primer año de vida, al mismo tiempo promueve la vinculación padres hijo reforzando también el aspecto afectivo de ambos.

Juegos e Inteligencia

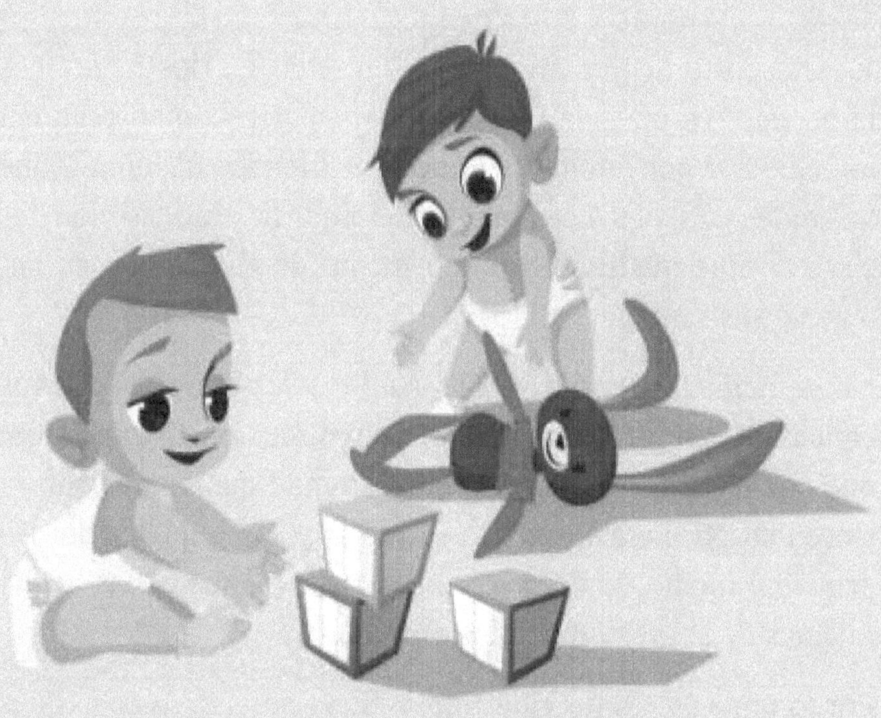

JUGUETES

ES DE VITAL IMPORTANCIA PROVEER A LOS PEQUES DE JUEGOS Y JUGUETES QUE LES OFREZCAN MAYORES RECURSOS PARA APRENDER.

Jugar; aparte de ser divertido y entretener a los nenes por largo rato, es una vía por la que contacten con su realidad inmediata y por la cual perciben y entienden al mundo que los rodea. Es una herramienta de enorme utilidad que les sirve de intermediario y como medio de enlace con su entorno y sus semejantes.

No es fácil de entender para un adulto este proceso. Nosotros contamos con un lenguaje, entre otros medios de expresión, que nos permite comunicar con el mundo que compartimos, sin embargo, para los niños el juego y los juguetes son su principal medio de expresión al ser una de sus pocas herramientas de expresión con las que cuentan.

Por lo anterior, es de vital importancia proveer a los peques de juegos y juguetes que los acompañen y ayuden a entenderse, desarrollarse en armonía con su entorno y les ofrezca mayores recursos para aprender a todo lo largo y ancho de su crecimiento durante su primera etapa de la vida, en lo que se van formando las estructuras fisiológicas y emocionales que soportarán toda la evolución funcional de los niños.

Hay diferentes formas, juegos y juguetes que los nenes pueden aprender a utilizar durante el primer año de vida, al mismo tiempo son muy claras las posibilidades y tendencias naturales por las que optan la mayoría de ellos.

Los neonatos, por su propia naturaleza, comienzan a jugar con su propio cuerpo en una etapa de autoconocimiento y autocontrol o simplemente observando, oyendo y sintiendo, con una participación pasiva más no por eso desinteresada o poco constructiva; para esto, los juguetes que le pueden servir más, aparte de su propio cuerpo, serán, por ejemplo: móviles, sonajas, muñecos de trapo, etcétera, de colores primarios y vistosos que son los que de entrada llaman más la atención y que emita algún sonido propio, distintivo e inquietante.

A partir del cuarto mes los neonatos comienzan a moverse hacia una actitud menos pasiva, siguen eligiendo el autoconocimiento de su cuerpo como instrumento principal de entretenimiento, y los juguetes que utilizan se deben caracterizar por su facilidad de agarre, acordes con su cuerpo, que le brinden la oportunidad de maniobrarlos haciendo presente sus nuevas habilidades aprendidas.

En el tercer trimestre de vida, la participación del bebé comienza a ser interactiva con el adulto que lo entretiene o con los otros juguetes que le sean provistos, tendiendo a favorecer una mayor movilidad de su parte. A partir de esta etapa y en adelante, será importante propiciar una interacción cada vez mayor del niño con su entorno, evitando al máximo los juegos o entretenimientos que no estimulen una involucración activa por su cuenta.

En el último tercio del primer año del niño, su movilidad contiene rasgos más autónomos, los movimientos sobre su eje o a partir de su propio cuerpo le resultan reveladores y sorprendentes. Paralelamente empieza a prestar atención a juguetes que le brinden mayor oportunidad para desplegarse con movimientos más ordenados y que requieran una tensión y concentración también nueva para él. Los juguetes de meter y sacar objetos de una caja, los carritos para empujar, las pelotas pequeñas que pueda aventar y recoger, etcétera, serán una excelente opción en esta etapa.

Los juguetes, de la mano del cuerpo del nene y de la creatividad e involucración del adulto que los acompaña, son piezas irremplazables para que el niño pueda jugar y con esto obtener todos los beneficios que ofrece la práctica de este tipo de actividades.

El bebé ya cuenta con su cuerpo y sólo le resta el compromiso y la ayuda de sus padres para que el círculo se complete y el escenario e instrumentación estén dispuestos y al alcance para que toda la estimulación que le provoca jugar, en los ámbitos psicológico, motriz, sensorial y neurológico, en su primer año de vida, logren desplegarse y desarrollarse positiva y oportunamente a través de los juegos y los juguetes.

> *Los bebés comienzan a jugar con su propio cuerpo en una etapa de autoconocimiento y autocontrol o simplemente observando, oyendo y sintiendo.*

Mediante la observación y el análisis, los padres podrán conocer los juguetes que más benefician a sus hijos, hay algunos que estimulan el campo emocional como los muñecos de peluche, trapos, animales o algún otro que también utilicen como frazada; existen otros que motivan la motricidad del nene como las pelotas, carritos y los juegos de meter y sacar, entre otros; también hay los que ayudan a desarrollar la inteligencia, como los juegos en donde la concentración, la memoria y la paciencia y observación son indispensables para su desarrollo, hablamos por ejemplo de los juegos de construcción y armar y; por último, los juegos que estimulan la socialización, que practican en compañía de otros niños y en donde empieza a compartir y por lo mismo a entender y respetar que hay más seres interactuando, con derechos y oportunidades similares a los de él.

No es necesario gastar mucho dinero en la compra de juguetes, lo único que se necesita es atención, empatía, imaginación y mucha paciencia para entender y respetar los tiempos y velocidades con que los nenes se integran a la vida y a sus inquietudes. Tratar de pensar y decidir a partir de las necesidades y deseos de sus hijos, es un buen comienzo.

PRIMER JUGUETE

EN ESTA ETAPA EL JUEGO ES LA FORMA
PERSONAL QUE EL BEBÉ TIENE PARA
RELACIONARSE CON EL MUNDO.

Un bebé gatea, se aferra a todo lo que está a su alcance, unas veces con las manos, otras veces con la boca, pero nada se le escapa: los zapatos, el enchufe de la luz, el cable telefónico, el cactus de la maceta, un bote de basura, la escoba... Sin distracción, arrasa con todo lo que encuentra a su paso dándole especial atención a las cosas que están más sucias y polvosas. Ha empezado a descubrir. Ha empezado a jugar. En esta etapa el juego es la forma personal que el bebé tiene para relacionarse con el mundo, a través de esta actividad el pequeño empieza a convertirse en un individuo y a relacionarse con su entorno en una dinámica distinta a la de sus necesidades fisiológicas. Está empezando a separarse de lo que le rodea y a saberse uno.

En este momento es probable que los juguetes que le compres no le llamen la atención. Es común ver escenas como ésta: un padre considera que su pequeño comienza a gatear decide comprarle un juguete, el primero para esta nueva etapa de la vida. Después de mucho buscar, de largas reflexiones sobre materiales, el color y formas, se decide por uno importado, hecho por especialistas en juguetes para esta edad, con los materiales, formas y colores adecuados para sus pocos meses de vida. Lo paga satisfecho y orgulloso toma la caja que lo contiene, impaciente por ver la reacción de su hijo frente al regalo.

Al llegar delante del pequeño, la urgencia de presenciar su reacción se ha convertido casi en una obsesión y se lo entrega despojando la caja de su envoltura plástica. El bebé no ha dejado de observar fijamente la coloreada caja, como si quisiera hacer perfecta la felicidad de su padre pide a manotazos que se le entregue ese tesoro, por fin lo recibe sin envoltura, abraza, chupa y golpea la caja, el padre conmovido abre y saca el juguete, en medio de los reclamos del bebé, entrega con satisfacción el regalo y en ese momento sucede lo increíble; el bebé ignora el juguete, lo quita de en medio, toma la caja y juega con ella, la abre, la cierra, mete las manos, la cabeza. El juguete se queda tirado y olvidado y la caja se convierte en el primer juguete del niño. La caja parece estar hecha para eso, porque es de cartón grueso que no lastima ni corta al bebé, las ilustraciones son muy llamativas, es probable que los fabricantes supieran que esto pasaría, pero su negocio es vender juguetes, no cajas. En este momento la frustración se apodera del padre y se pregunta "¿qué pasó?, ¿escogí mal o me vieron la cara de chino?".

Desde mi punto de vista ni una ni otra, este es una experiencia personal y por eso puedo decir que después de agotar las posibilidades de la caja y hacerla añicos con las manos, las encías y los dientes, según el caso, el niño jugará con el juguete. Este incidente me dio una lección con respecto a la naturaleza del juego y del juguete. Mi hijo necesitaba jugar con la caja, con la posibilidad de meter y sacar, de abrir y cerrar, ver y ocultar, aparecer y desaparecer, pero se tardó en averiguar que el objeto que estaba adentro era un juguete y que podía ser divertido.

Esto no habla de los juguetes pues sigo pensando que aquel juguete era hermoso y divertido y ahora mi hijo también lo piensa, esto habla del juego como una manera de aproximación a la vida, una forma de ensayar la vida mientras se juega y en ese ensayo el individuo va encontrando lo que es. Ensaya su voz en los juegos y la perfecciona cada vez, lo mismo pasa con sus brazos, piernas, manos y con su conocimiento de ellos, mientras juega los conoce y se forma una imagen de sí mismo.

Desde ese momento, pienso que el primer juguete puede ser cualquier cosa o todas, el bebé que empieza a gatear debe estar en un mundo en el que pueda jugar con todo lo que esté a su alcance, que nada le sea peligroso o insano y de preferencia que pueda romper, pues al descubrir el mundo, suceden muchos accidentes.

> *El juego es una manera de aproximación a la vida, una forma de ensayar en donde el individuo va encontrando lo que es.*

JUEGOS

LOS PADRES SON LOS PRIMEROS MAESTROS DE JUEGO PARA SUS HIJOS PEQUEÑOS Y MUCHAS VECES NECESITAN INSPIRARSE PARA CREAR NUEVOS ENTRETENIMIENTOS.

Si bien los padres son los primeros maestros de juegos para su pequeño, muchas veces necesitan inspirarse para crear nuevos entretenimientos. Aquí te presentamos 2 actividades creativas fáciles de realizar sin necesidad de hacer un gasto económico, sólo requieren de un poco de tiempo y entusiasmo.

Estos 2 juegos motivan el aprendizaje de nuestros hijos, además favorecen y estimulan la independencia de los niños, su imaginación y creatividad. Aquí siguen:

Busca en casa algunos botes transparentes de plástico que tengan tapas fáciles de quitar, llénalos con objetos seguros para el pequeño y de colores llamativos, puedes ponerle uno de sus juguetes favoritos o algunas máscaras, calcetines, etcétera. Pídele a tu hijo que abra las tapas y que saque su contenido, al principio deberás dejar la tapa muy floja para que el niño pueda abrirla. Más adelante puedes pedirle que guarde todo y vuelve a cerrar la tapa. Aprender a quitar y poner tapas ayuda a desarrollar la coordinación motriz fina y favorecer el desarrollo del lenguaje.

Otro juego muy significativo para los bebés es cuando uno se tapa y se cubre el rostro con las manos o con un trapo, o cubre el de él haciendo lo mismo. Aparte de resultarle muy divertido y arrancarle sus primeras risitas, es, muchas veces, en esta serie de repeticiones, cuando comenzará a participar activamente y a interactuar con el adulto.

Este juego va evolucionando de acuerdo a la participación del nene, en esta misma progresión se van dando algunos procesos importantes para el niño; empieza a percibir la individualidad de su ser, inicia el proceso de maduración que le ayudará a superar las separaciones de su madre, es para él un entrenamiento en donde aprenderá lecciones de tiempo, espacio, realidad, tolerancia, entre otras, que le serán indispensables para afrontar algunas de las experiencias que seguramente se presentarán a la brevedad y que seguirán de ahí en adelante.

Como ves es muy simple desarrollar actividades lúdicas con los nenes, alcanzando éstas valores de profunda significación para ellos, siendo a su vez muy positivo para tu bebé. No dejes de utilizar tus instintos e imaginación creando juegos con objetos que tengas a la mano y utilizando mucho tu cuerpo y el suyo.

INTELIGENCIA NEONATAL

LOS BEBÉS DESPLIEGAN SU INTELIGENCIA EN EL TERRENO PSICOMOTRIZ Y LA VAN DESARROLLANDO, SIGUIENDO SU INNATA EVOLUCIÓN.

Querer encerrar el concepto de inteligencia en una definición específica, lo cual no sería nada simple, todavía es más fácil que intentar entender plenamente. La inteligencia es un "aparato" o "sistema" por el cual los seres humanos y algunos animales de la escala evolutiva más desarrollada interactúan, perciben, entienden, resuelven y se desenvuelven frente a situaciones desconocidas y variables a lo largo de sus vidas.

La inteligencia en sí ha sido entendida de manera distinta a lo largo de los tiempos, situación que nos invita a pensar que no está plenamente asimilada o al menos, que no se percibe igual y que se atiene a entornos y condiciones externas y ajenas a ella misma. La inteligencia humana se define a sí misma y ésta, al ir variando y evolucionando, va entendiendo desde diferentes ángulos el concepto, siempre condicionado por los valores de la época y las circunstancias que la acompaña.

Tratando de capturar la inteligencia en una definición clara y práctica podemos decir que es la cualidad que tiene el ser humano para procesar los conceptos a partir de su capacidad para captar, deducir, evaluar, analizar, criticar, sintetizar, diferenciar, etcétera, apoyándose principalmente en la habilidad de simbolización que va adquiriendo a través de la abstracción. Los símbolos y abstracciones más genuinas son las palabras, ubicando al lenguaje como un elemento determinante para el desarrollo de la inteligencia más no exclusivo; de la mano de éste también se involucran otros ámbitos creativos, sensoriales, genéticos y de aprendizaje espontáneo, entre otros.

La inteligencia está estrechamente ligada a los significados y estos al lenguaje, y no siendo el lenguaje parte de las habilidades propias de los neonatos, se ha dudado en algunos momentos en la capacidad de los bebés de inteligir durante los primeros meses de vida. La educación se infiere pensando que: si no hay una estructura simbólica asimilada no hay inteligencia.

Los estudiosos del tema se inclinan por afirmar la presencia de una inteligencia diferente en los bebés, más instintiva pero no por esto ausente. Los bebés eligen mientras haya opciones, aunque éstas sean mínimas y muy concretas, o incluso si no están de acuerdo en las vertientes ofrecidas lo expresan mediante el llanto; para ellos este comportamiento tiene un significado, a su escala este es el lenguaje con el que cuentan y si para nosotros no es claro, no quiere decir que no lo sea para ellos.

El juego es otra manifestación clara de la presencia de la inteligencia en los bebés desde su nacimiento, los niños van aprendiendo y conociendo el mundo principalmente a través de los juegos y es también en este espacio en donde despliegan su inteligencia; desde que los niños viven sus primeros días hay algún tipo de juegos presente, al principio como meros espectadores y con una participación pasiva, sin embargo es suficiente como muestra del grado de inteligencia que, como ya dijimos, existe.

Hay una gran cantidad de pruebas para medir la inteligencia, sin embargo, también hay un consenso generalizado en la fragilidad de estas para considerarlas como una herramienta confiable para medirla, si a esto le sumamos las diferentes concepciones que cada vez se suman con mayor aceptación, para entender y catalogar a un ser inteligente, las conclusiones se antojan inciertas.

Como una reflexión particular, consideramos que cada uno de nosotros tiene diferentes grados de inteligencia en distintos campos de acción en donde nuestro desempeño es tan variable como la disciplina o el tipo de situación que se presenta. En todo caso, lo que pudiera considerarse como una inteligencia superior, aceptada por una mayoría, sería la de alguien que dentro de los valores de su época y del grupo social en el que participe, esté más cotizada y codiciada, razón por la cual sería totalmente subjetivo y relativo considerar a alguien más inteligente que otro. La excepción aparece sólo en los casos muy extremos: los genios y las personas con una discapacidad mental atribuida y manifiesta.

En lo que se refiere a los bebés, estos despliegan su inteligencia en el terreno psicomotriz y la van desarrollando, siguiendo su innata evolución y los parámetros que su entorno les va marcando sin llegar a ser este determinante en su crecimiento intelectual.

El bebé va accediendo con mayor envergadura al proceso de inteligir en la medida en que va adquiriendo la capacidad de abstraer conceptos por medio de símbolos y significantes. De acuerdo con sus capacidades, esto sucede desde sus primeros días.

Para concluir queremos enfatizar que habría que ser poco estrictos y lineales en el valor que se les da a las pruebas que sirven para medir y clasificar la inteligencia, considerándolas vagamente a la hora de evaluar el sano desarrollo y crecimiento de nuestros hijos; cómo se ha reiterado en todo este capítulo su objetividad es por esencia dudosa.

Cada uno de nuestros hijos tiene capacidades distintas en campos diversos, es importante identificarlas, valorarlas y encausarlas en los terrenos adecuados y propicios para que ellos se aprecien como seres inteligentes, aceptados y queridos en los espacios en que decidan desenvolverse.

> *Cuando uno de nuestros hijos tiene capacidades distintas, es importante identificarlas, valorarlas y encausarlas.*

LENGUAJE E INTELIGENCIA

LA FORMACIÓN DE LA INTELIGENCIA EXISTE GRACIAS A LA CAPACIDAD DE SIMBOLIZAR Y LOS SÍMBOLOS MÁS REPRESENTATIVOS SON LAS PALABRAS.

A través de la experiencia se ha comprobado que para el niño, el deseo de comunicarse se instaura de manera casi inmediata en el momento del nacimiento. No se trata de una demanda para satisfacer sus necesidades fisiológicas, sino que tiene que ver con una comunicación emocional del bebé y su entorno.

Tanto la satisfacción de necesidades como el aspecto emocional son dos elementos indispensables para el desarrollo integral del bebé. Las necesidades con respecto a la comida le ayudan para sobrevivir, desarrollarse y crecer sanamente. El aspecto emocional estimula al bebé para poder comunicarse.

Piaget afirmar que la inteligencia del bebé es esencialmente práctica y ésta surge como consecuencia de la coordinación motriz de todas sus acciones.

Como se comentó en el capítulo anterior, la formación de la inteligencia existe gracias a la capacidad de simbolización siendo los símbolos más representativos las palabras.

El lenguaje es intrínseco al ser humano desde su nacimiento. Por supuesto las formas en que la mayoría lo entendemos no se asemejan a como lo viven los lactantes; estos encuentran como único vehículo de expresión el llanto en sus primeras horas y a partir de aquí y muy lentamente, comenzarán a incorporar algunos sonidos y balbuceos que darán origen, meses después, a las siempre sorpresivas y esperadas primeras palabras.

Los bebés dan rienda a los primeros sonidos expresando algunos fonemas básicos o letras del alfabeto de una manera muy particular, o mejor aún, desde una perspectiva que sólo ellos entienden y que no tiene que ver con las letras que nosotros escuchamos. Lo que para los adultos podría ser algunas letras del alfabeto para ellos sólo son los únicos sonidos que pueden esbozar y que no adquieren ningún significado propio aparte del juego de auto conocimiento que esto les representa.

Dentro del tercer trimestre de vida, el nene dice las primeras sílabas y encuentra una nueva dinámica de juegos y entretenimiento. Los padres quieren identificar estos sonidos y darle significado que imaginamos, sin embargo, los neonatos únicamente están uniendo las letras que su estructura les permite y las repiten constantemente. El sonido ma, ma, ma no es un intento del niño de nombrar a su madre, por el contrario, seguramente de aquí nacieron los términos mamá y papá. Por naturaleza los niños empiezan por unir una consonante a una vocal (casi siempre la "a"), y en muchos casos las primeras, que coinciden en una gran parte del globo terráqueo, son ma, pa, ta o algo muy similar.

Después de esto, los nenes tienden a imitar los sonidos que dicen sus seres más próximos, es otra manera más de interactuar jugando, les divierte imitar todo lo que hacen sus padres y los sonidos no son la excepción. Podemos decir que es en estos momentos cuando los bebés dejan esa actitud pasiva y receptiva que los ha caracterizado hasta la fecha.

No es hasta muy cerca de cumplir el primer año de vida cuando el niño dice sus primeras palabras completas, todavía sin el significado que tiene en el mundo de los adultos dichos significantes y también sin identificarlo con el objeto concreto que refieren dichos términos. No obstante, este momento puede ser ubicado como el inicio de la habilidad para simbolizar y significar sus primeras ideas.

Curiosamente una de las primeras palabras, en algunos casos incluso la primera, que expresan los nenes realizando la función de abstracción del concepto, es cuando dicen NO, lo repiten y lo repiten, dominando con esto no sólo su expresión sino a su vez entendiendo el significado. Es para ellos emocionante darse cuenta de la profundidad que esto le revela, digamos que abre un nuevo canal de exploración que nunca concluirá y que al mismo tiempo y sin ser importante para ellos, será un medio de aprendizaje medular y estructural para futuras aventuras en todos los campos: el lenguaje.

El inicio del lenguaje y la comunicación, de principio interna, ofrece la posibilidad de entender y distinguir los significantes (palabras) de lo que significa (objetos), en este momento los niños se abstraen plenamente y no requieren captar por otro sentido la presencia del objeto nombrado o pensado.

Para los niños las palabras suplen en cierta dimensión a los gestos y a la expresión corporal. Estimulando el uso del lenguaje en vez de los gestos o acompañándolo de estos, se favorece el desarrollo de la inteligencia en los niños, en un principio esto parece inútil sin embargo los beneficios son importantes. Los niños van registrando el aprendizaje y aunque no desplieguen lo ganado en el momento, el conocimiento se adquiere y con este el desarrollo.

Las primeras palabras no sólo son el inicio de todas las que seguirán, son una herramienta estimulante para su sano crecimiento qué le sirve de apoyo, de manera importante, para su separación e independencia del mundo externo; al poder analogar las palabras con sus significados podrán prescindir, por momentos, de la presencia de los seres o espacios que los contienen, durante los primeros meses de vida.

Para los niños las palabras suplen en ciertas dimensiones a los gestos y a la expresión corporal.

¿CÓMO SE FORMA LA PERSONALIDAD?

LA PERSONALIDAD DEL BEBÉ SE VA FORMANDO
A PARTIR DE LOS FACTORES AFECTIVOS,
MOTRICES Y MEDIANTE LA FUNCIÓN SIMBÓLICA
QUE SE DA CON EL LENGUAJE.

La personalidad es una organización dinámica que incluye aspectos motrices, afectivos, cognitivos y motivacionales.

La calidad de las relaciones afectivas madre-hijo consecuentará en una menor o mayor felicidad con la que el bebé llevará a cabo el proceso de separación de su madre y de tomar conciencia de su propia individualidad. La separación física de la madre y el aumento de las horas de vigilia en las cuales permanecerá receptivo y alerta son las que le van a llevar a formar una imagen de sí mismo separada del mundo exterior.

La personalidad del bebé se va formando a partir de los factores afectivos, motrices y mediante la función simbólica que se da con el lenguaje.

Desde el nacimiento, el bebé poco a poco va adquiriendo funciones psíquicas conscientes e inconscientes, que configuran su relación con el mundo.

El niño va desarrollando su personalidad a través de la estructura de su mundo mental en diferentes planos.

En la vida intrauterina, el feto experimenta diferentes sensaciones a través de la madre, como son los olores, ritmos fisiológicos, el latido cardiaco, movimientos, voces, estados emocionales, entre otros.

Al nacer, el bebé descubre el placer a través de la satisfacción de sus deseos, es así como comienza a experimentar sus sentimientos y a vivenciarlos.

En los primeros meses de vida, el bebé expresa su afecto pasivamente, a través de la calma y el sueño relajado después del mamar -cabe señalar que la relación afectiva del bebé con la madre se establece a través de los cambios alimenticios-.

Otra respuesta afectiva que presenta el bebé es la sonrisa. Esta es una reacción a la imagen del rostro, ya sea el materno o de otra persona. Es el primer reconocimiento del mundo exterior, estableciendo lazos afectivos con otros.

Estos elementos clave son los cimientos de lo que en un futuro mediato será más claro reconocer: la personalidad.

MÚSICA Y CRECIMIENTO

PARA LOS GRIEGOS, LA MÚSICA ERA UN INSTRUMENTO EDUCADOR, INCLUSIVE LOS GRANDES FILÓSOFOS LA CONSIDERABAN TAN IMPORTANTE COMO LA MISMA FILOSOFÍA O LAS MATEMÁTICAS.

El hombre siempre ha tenido la necesidad de manifestarse y comunicarse con el espacio que le rodea y aún más allá de él. Los caminos de expresión son diversos y han servido para conocer las costumbres y culturas de los pueblos, tal es el caso del folklore como forma de expresión popular de las naciones. Igualmente existe otro medio valioso por su fuerza estética y emotiva que cuenta con una rica variedad de maneras de expresión: el arte.

Dentro del arte, la música es una manifestación importante en el ser humano al tener carácter universal y ser un canal para expresar modos de vivir, pensar y sentir. Por eso merece reconocimiento como elemento valioso dentro de la educación de nuestros hijos.

Hay que reconocer que la música es un lenguaje tan rico, que ha servido de vínculo entre los seres humanos, por eso se puede decir que es un lenguaje universal; los estímulos emocionales o estados de ánimo que ésta transmite son muy similares en la generalidad de los individuos.

Así, se le atribuye a la música cualidades diversas: serena, excitante, jocosa, tensa, angustiante, elegante, melancólica, sensual, misteriosa, imponente, etcétera. La música siempre ha sido una forma de manifestar los sentimientos.

Para los griegos, la música era un instrumento educador, inclusive los grandes filósofos griegos la consideraban tan importante como la misma filosofía o las matemáticas. Desgraciadamente hoy en día la educación en la música ha perdido fuerza quizá debido a los sistemas rígidos y poco motivantes de enseñanza utilizados durante mucho tiempo en el pasado.

También existe quien se ha preocupado al respecto y ha contribuido creando métodos que permitan transmitir la música de manera que resulte una actividad provechosa y atractiva para el niño por las posibilidades que ofrece como medio para despertar la capacidad en el movimiento, la expresión e imaginación.

Hay que partir de la base de que a los niños les gusta la música porque con ella pueden moverse y mostrarse de alguna manera en el mundo que los rodea. Además, la expresión musical les ayuda a manifestar su mundo interior fomentando el desarrollo completo de su personalidad al estimular 3 áreas importantísimas de esta: cognoscitiva (mente), afectiva (emociones) y psicomotriz (coordinación en el movimiento). En cada una de ellas podríamos reconocer un sinnúmero de potencialidades a desarrollar.

La introducción de los niños al mundo de la música empieza en el hogar y especialmente con nosotros los padres. Incluso antes de nacer, el niño percibe ruidos y sonidos muy diversos que lo van encaminando al ambiente exterior aun cuando no se esté en contacto con él por medio del tacto o la vista.

Cuando nace, el ambiente sonoro está formado esencialmente por canciones que el bebé escucha con verdadero agrado. A veces la madre o el padre mueven sus propias manos, cabeza o brazos, lo levantan y balancean mientras cantan. De este modo el niño percibe la música por medio del movimiento involuntario, el ambiente en el que vive y se desarrolla será decisivo en el aumento de su sensibilidad, de la educación auditiva y de su futura musicalidad.

Comprobamos así cómo tantos padres, casi sin darnos cuenta, comenzamos a proporcionar a nuestros hijos una educación integral ayudados del instinto musical que todos poseemos pero que a lo largo de los años, por ignorancia, vamos guardando en un rincón de nuestra persona.

Aspectos Psicológicos y Emocionales

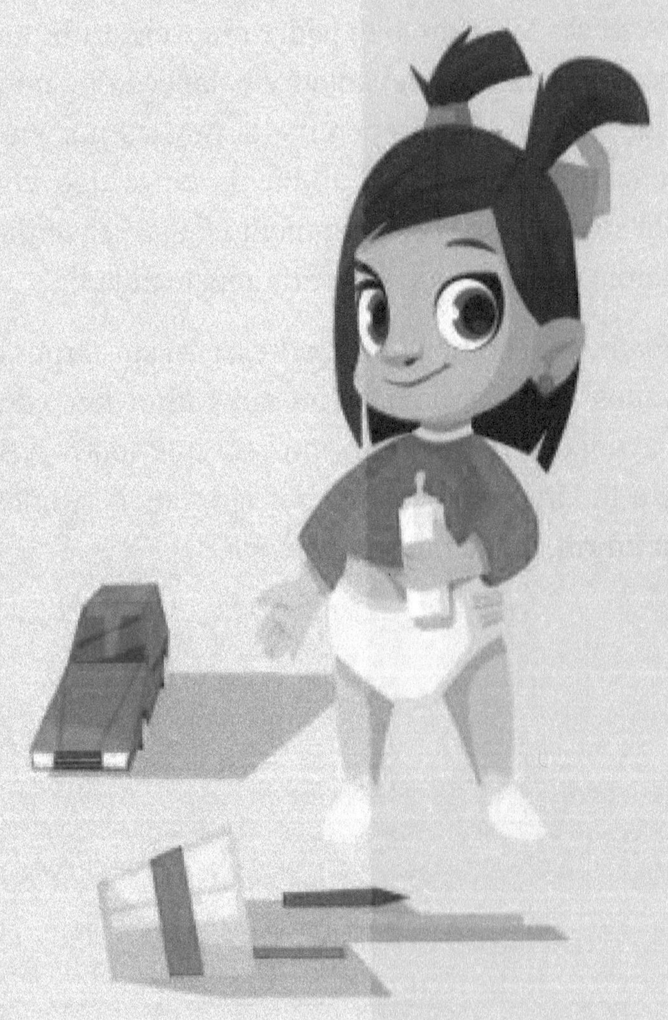

COMUNICACIÓN MAMÁ-BEBÉ

LA RELACIÓN AFECTIVA MAMÁ-BEBÉ VA A SER MEDULAR Y ESTRUCTURAL EN LA FORMACIÓN DE LA PERSONALIDAD DEL BEBÉ.

El bebé desde que nace y durante el primer año de vida mantiene una relación casi exclusiva con su madre. Esto no indica que las relaciones que se dan con el padre, hermanos o familiares y amigos cercanos no tengan relevancia, todo lo contrario, la presencia de otras figuras, principalmente la paterna, son muy importantes y trascendentes en la formación del niño.

Lo que aquí tratamos de resaltar es que la relación madre-hijo en esta etapa es casi simbiótica, el bebé recibe del seno de la madre todo lo que necesita para subsistir en el terreno físico y emocional, en los meses posteriores a la lactancia suele ser la misma madre quien se encarga o responsabiliza de que su hijo se alimente y es a la vez el ser que representa para el niño el vehículo donde adquiere seguridad y bienestar: es la respuesta a muchas de sus inquietudes.

Propiamente el niño en este periodo no se reconoce como un ser autónomo e independiente, de hecho, no lo es y se percibe como una sola esencia junto con la madre; responsable del cuidado, protección y satisfacción de todos sus deseos y requerimientos para subsistir.

Al mismo tiempo la mamá también va desarrollando conexiones importantes con su hijo fomentando con esto una relación codependiente a la cual ella también está muy ligada y aunque no es determinante para la integración de su personalidad, no deja de ser una cuestión muy significativa.

En cambio, para el bebé, este momento y esta relación afectiva con la madre va a ser medular y estructural en la formación de su personalidad y por lo tanto, de las conductas y maneras de relacionarse a mediano y largo plazo. La seguridad que va a adquirir en este periodo significa un estímulo importante para su evolución posterior.

La comunicación que se utiliza dentro de este vínculo afectivo es muy variada y va de acuerdo a las posibilidades del bebé, siendo las más importantes la comunicación corporal y la desarrollada a través de los sentidos de la vista, el tacto y el olfato. A la vez, ambos van creando un lenguaje basado en signos y señales entendido por los 2 y en aumento, siguiendo los avances que se van dando dentro de su convivencia.

La interacción y transmisión de mensajes por estos medios se inicia desde el nacimiento y son determinantes para la sana evolución del recién nacido. La madre a través del tacto y la mirada va sembrando un estado de seguridad y confianza. A la hora de amamantar ambos se comunican también por el sentido de la vista; resulta benéfico ver a los ojos del niño mientras se alimenta incluso fuera de la lactancia, les proyecta seguridad.

En lo que al olfato atañe, este es más significativo para el bebé. El niño nace con el olfato desarrollado y por medio de este aprende rápidamente a reconocer a la madre.

Está comprobado que los niños que son positivamente afectados desde el momento del alumbramiento por estos medios son niños físicamente más sanos y emocionalmente más armónicos.

OSITO DE PELUCHE

IMPEDIRLE A UN NIÑO CONTAR CON EL APOYO DE UNA FRAZADA, PUEDE RESULTARLE NOCIVO PARA LA FORMACIÓN DE UNA PERSONALIDAD SEGURA Y CONFIADA.

Es difícil saber de un bebé que no tiene su "amuleto", "dama de compañía", o como se le quiera llamar. Lo cierto es que es muy común que los pequeñitos cuenten, y rara vez abandonen, a su acompañante para momentos especiales.

A estos objetos inanimados se les conoce como transicionales y son de gran utilidad para los niños. Realmente son un compañero que está a su lado dándole seguridad y tranquilidad; son un instrumento que les sirve para reducir la ansiedad que surge al separarse momentáneamente de su madre.

Estas muletas el niño les encuentra forma en un muñequito de peluche o de trapo, una simple tela, una colchita, el chupón o algo similar. Es un apoyo que les ayuda para conectar con la realidad exterior; el ir formando una identidad a partir del vacío requiere de algo que los apoye para soportar el desapego que se empieza a dar con mamá.

Este amuleto es la primera posición del niño, con este se atreve y se lanza a dar sus primeros pasos en busca de su propia personalidad. A partir de aquí se entiende ya como un ser separado de su madre y el muñeco de trapo evita que surjan sentimientos de angustia por esta causa.

Los objetos transicionales sólo son de ayuda para el bebé y no generan situaciones presentes o desencadenantes que pudieran preocupar a los padres, de hecho, muchas veces son el sustituto natural del chupón al cual sí tiene repercusiones nocivas para el chiquitín.

Las investigaciones que se han realizado señalan que los niños que optan por un objeto transicional son seres que han tenido una buena relación con su madre y que el uso de alguno de estos habla de un sano desarrollo emocional del Infante.

Como su nombre lo infiere, el uso de este objeto es pasajero y de un momento a otro el niño se irá deshaciendo de él. No hay que presionar para que lo dejen ni esconderlo para desfamiliarizarlo del mismo; es un proceso natural que el niño debe vivir a su propio ritmo, obedeciendo únicamente a sus necesidades de seguridad y autonomía.

El impedirle a un niño contar con un apoyo de esta naturaleza puede resultar nocivo para la formación de una personalidad segura y confiada muy necesaria para desenvolverse en todos los aspectos que conforman al individuo.

Entre otras cosas los "inseparables compañeros" son de gran ayuda para la familia cuando los padres se tienen que ausentar por unos días, o cuando el niño sale de vacaciones y pierde todas sus referencias de espacio y lugar, para dormir tranquilo, para conseguir un momento de paz en situaciones estresantes, etcétera.

Como se puede apreciar no sólo es importante permitir el uso de objetos transicionales a los hijos, también hay que cuidar que siempre lo tengan a su alcance. No importa el estado en que se encuentre, sólo hay que cambiarlo si lo pierde o si por el uso pudiera convertirse en un objeto dañino para su seguridad y su salud.

Atendiendo a su necesidad es importante proveer de un "amigo" práctico, manejable, chistoso, bonito, seguro, limpio, ... mientras se pueda; lo más común es que sea el niño quien pronto encuentre a su compañero en turno.

ANGUSTIAS FRENTE A EXTRAÑOS

ESTA EXPRESIÓN OFRECE SITUACIONES QUE NOS PERMITEN CONOCER LA SALUD AFECTIVA DE LOS NIÑOS EN ESTA ETAPA. UN BEBÉ QUE DESARROLLA ESTE SENTIMIENTO ES UN INFANTE EMOCIONALMENTE SANO.

El sentimiento de angustia o rechazo que los bebés viven comúnmente alrededor del octavo mes de vida hacia personas distintas a la madre es un fenómeno natural que no debe preocupar a los padres.

Los bebés van desarrollando una identidad a la par a la de su madre y este sentir o pesar es una muestra de la solidaridad y la cadena de afecto que se ha ido dando entre ambos. El bebé ya se identifica como un ser aparte y ajeno a su madre y con estas actitudes refuerza el amor y lealtad hacia ella.

Lejos de ser un panorama al que se le tenga que dar una particular atención, son situaciones que nos permiten conocer la salud afectiva de los niños en esta etapa. Un bebé que desarrolla este sentimiento es un infante emocionalmente sano.

La mayoría de los niños presentan este rasgo durante esta etapa de su vida. Será con diferentes intensidades, desapareciendo paulatinamente después del primer año de vida.

Estas reacciones no necesariamente se ven con perfectos extraños, sufren más estos rechazos son los familiares y amigos más cercanos que no viven con el bebé; primo, tíos, vecinos y muy particularmente, los abuelos; la personalidad y posición paternal de estos últimos pueden recibirse como un reemplazo o sustitución, para ellos, indefinido.

Algunas de las conductas que con mayor consistencia se presentan son:

Llanto.

Gritos.

Evitar la mirada.

Rechazan el contacto físico.

Tapan su rostro.

Estos comportamientos varían de intensidad de un niño a otro e incluso en el mismo niño no siempre se presentan de la misma forma. Siempre existen factores y ambientes externos que completan el mapa y que provocan que cada situación sea diferente por muy parecida que parezca a simple vista.

En síntesis, se puede confirmar que el niño ante la presencia de un ser tan apreciado y a la vez tan distinto a su madre genera un sentimiento de angustia y rechazo natural, a veces violento, que revela la firmeza a los lazos amorosos establecidos con su madre y que sólo debe considerarse como una situación pasajera y positiva en el centro afectivo infantil.

GUARDERÍA O NIÑERA

¿QUÉ OPCIONES SE PRESENTAN CUANDO AMBOS
PADRES TRABAJAN Y A LA VEZ SUS HIJOS
REQUIEREN ATENCIÓN, ALIMENTACIÓN,
EDUCACIÓN Y LA SATISFACCIÓN DE TODAS Y
CADA UNA DE SUS NECESIDADES FISIOLÓGICAS Y
AFECTIVAS?

Los tiempos van cambiando a gran velocidad y de la mano de éstos las costumbres de las sociedades contemporáneas. La familia, como núcleo de esta misma entidad, ha tenido que responder a estos sucesos adaptándose, creando nuevos estilos de vida y de interrelación entre sus miembros.

La incorporación de la mujer en variados entornos: profesional, económico y artístico, entre otros de características similares, ha determinado el inicio de su autonomía del género "opuesto", de su "contraparte" o, entendiendo en un contexto más amplio y respetuoso, de su eterno compañero. Ambos han observado cambios a nivel intrafamiliar en donde los roles cada día se comportan en mayor grado y en espacios nunca antes convenidos.

No obstante lo anterior, el rol de madre jamás podrá ser cubierto por un hombre, o al menos dentro de nuestros alcances científicos y morales actuales; no todavía. Tampoco la incursión de la mujer en rubros que antes se consideraban exclusivos del sexo masculino, ha disminuido la necesidad y responsabilidad de este en permanecer funcionando dentro de los campos profesionales acostumbrados, por lo que ahora el "jefe" de familia comparte la "jefatura" con su compañera, en casi todos los terrenos.

La pregunta obligada a partir de estos cambios y que cada vez se presentan en más hogares es la concerniente al cuidado de los hijos. Los niños necesitan atención todas las horas del día, por lo que; ¿qué opciones se presentan para poder conjugar la ecuación en donde ambos padres trabajan y a la vez sus hijos requieren atención, alimentación, educación y la satisfacción de todas y cada una de sus necesidades fisiológicas y afectivas?

Pues la respuesta es fácil y complicada a la vez, sencilla porque no hay muchas opciones en términos generales y compleja porque dentro de estas disyuntivas, las posibilidades pueden ser muy diferentes y variadas. Por otro lado, el dejar a un niño con alguien o en alguna institución especializada resulta muchas veces difícil, principalmente para la madre, al tenerse que desprender de su más preciado tesoro. La carga cultural es pesada y la dependencia del infante total; sin embargo, la realidad se impone y las decisiones tendrán que afrontarse con madurez, inteligencia y amor.

Los caminos más utilizados en estos tiempos son: compartir el cuidado de los nenes a una niñera o algún familiar cercano -en la mayoría de los casos los abuelos quienes tienen más disposición de tiempo y se prestan con mayor compasión en esta importante misión- o dejar al niño en guarderías o centros de educación de la primera infancia.

En ambos casos habrá que estar muy atentos al deslindar o más bien al compartir esta tarea porque, aunque se consiga un sustituto, este no reemplazará totalmente a los padres, esto conservan las responsabilidades cualitativas y de mayor relevancia como son estipular, dirigir y supervisar las normas, principios, valores, etcétera, que se implementarán y seguirán en el cuidado de sus hijos.

Hacemos hincapié en la importancia que reviste la presencia de los padres como figuras y proveedores de afecto para la sana formación de sus hijos, las consecuencias a falta de estos momentos que vinculan al nene con el mundo son de gran profundidad y repercuten en el rico crecimiento que se desea para estos seres tan dependientes en su primera etapa de vida.

Los abuelos, parientes cercanos o niñeras, son una alternativa muy a la mano por diversos factores; la poca formalidad que se requiere para convertirla en una opción viable y real en momentos de apremio o incluso en el cuidado cotidiano del o de los niños objeto de esta atención, su elasticidad y facilidad de adopción a la familia que los necesita y la cercanía y proximidad que normalmente existe con los papás del bebé. En estos casos es apremiante dejar muy claro los lineamientos con los que se van a tratar a los niños en donde la congruencia en las directrices de los involucrados refuerza la personalidad del niño y no la discrepancia entre los cuidadores y los padres, será motivo de confusión, desorientación y, por otro lado, semilla de posibles trastornos psicológicos.

Las guarderías son una vía cada vez más socorrida por las familias modernas. Las grandes ciudades y las escasas posibilidades de muchos padres de familia para conseguir quien cuide a sus hijos mientras ellos trabajan, han ido fomentando el uso de estos centros de educación infantil que cada vez se profesionalizan e institucionalizan con mayor conciencia y profesionalismo, siendo ya muy común que muchos nenes, incluso sin necesitarlo por cuestiones de asistencia o económicas, acudan a estas dependencias desde el momento en que empiezan a caminar y algunas veces antes.

Como se puede observar las guarderías proliferan en la actualidad, es importante hacer una buena selección que coincida en mayor grado con las costumbres, ideologías, estatus social, religión, etcétera, que se viven dentro del hogar y sumar esfuerzos de atención para el niño, que les ofrezca la seguridad y confianza que requieren para desenvolverse e interrelacionarse en y con su entorno. De la misma manera del cuidado, atención personalizada, higiene, material de trabajo, aulas, áreas comunes y de esparcimiento, entre otras, son puntos que se tendrán que valorar antes de hacer la elección correspondiente.

La vida o mejor aún, las interacciones de los seres humanos entre sí, con su espacio y su manera de relacionarse en un sentido amplio, marcando las pautas de comportamiento que se requieren para subsistir o, más sutilmente, para seguir evolucionando como sociedad civil. La familia no se puede hacer a un lado y se acopla al ritmo que los grupos que la contienen le van imponiendo. En este tono la educación de los niños y particularmente, la atención hacia ellos, ha tenido que irse modificando de acuerdo a las posibilidades reales y propias de estas nuevas dinámicas, consecuentando, a nuestro juicio, en un mayor y mejor acercamiento de los niños con su medio y en un reconocimiento más oportuno de sus sensibilidades, habilidades y capacidades creativas tan naturales en esta época.

Pensar, sentir y vivir sin miedo, fluyendo con el ritmo espontáneo de la vida es ir creciendo de la mano de la especie, aceptando su propia voluntad, por momentos inasequibles para una visión y entendimiento limitado propio de nuestra naturaleza más no por ello perjudicial para la raza humana.

Al deslindar o más bien al compartir el cuidado de los hijos, no se nos exime de la responsabilidad de estipular, dirigir y supervisar las normas, principios, valores, etcétera, que regirá en el cuidado de los peques.

Padecimientos y Enfermedades

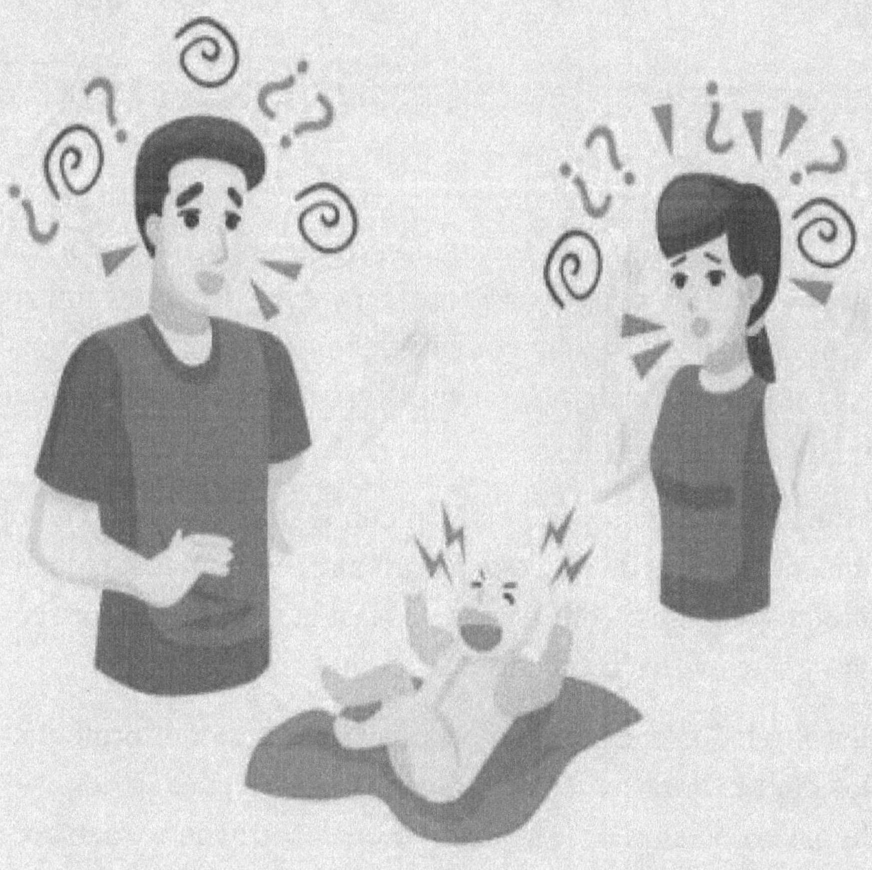

Mencionamos algunas dolencias que aquejan a nuestros niños en esta etapa. Aunque a simple vista son toda pena, siempre encierran grandes oportunidades y posibilidades.

DEPRESIÓN EN LOS LACTANTES

ALTIBAJOS AFECTIVOS Y DE RELACIÓN CON LA
MADRE GENERAN EN EL NIÑO SITUACIONES DE
ESTRÉS QUE NORMALMENTE SOMATIZAN DE
DIFERENTES MANERAS.

Algunos bebés son susceptibles a caer en depresión en el primer año de vida por la separación de su objeto de amor: su madre. A diferencia de la gente mayor, los lactantes únicamente caen en depresión por cuestiones emocionales originadas en el seno materno, vínculos esenciales de este con el mundo.

Altibajos afectivos y de relación con la madre generan en el niño situaciones de estrés que normalmente somatizan de diferentes maneras: vómito, eczemas en la piel, rumiación, cólico y otras veces con conductas compulsivas.

Por otro lado, la ausencia de la madre por periodos prolongados puede causar enfermedades muy graves para su desarrollo psico social, motriz y afectivo que obstruyen el sano crecimiento de los peques, algunas veces, de manera irreversible.

Aquí hablaremos de 2 padecimientos que destacan por su intensidad y gravedad:

Depresión Anaclítica.

La separación parcial o total del lactante durante el primer año de vida por periodos de entre 3 a 5 meses es la causa de esta enfermedad; sus principales síntomas son los siguientes:

Retraso motriz.

Resfriados constantes.

Poco interés por su medio.

Retraimiento.

Reducción de talla.

Gemidos y lloriqueos.

Insomnio.

Curiosamente los bebés que han tenido una sana relación afectiva con sus madres son los más proclives a padecer esta enfermedad cuando, después de esta, son objetos de una repentina separación parcial o total y prolongada por un plazo como el arriba mencionado.

En esta fase de la enfermedad, si la relación se estructura y se rehabilita antes de llegar a los 5 meses de separación, la recuperación y el restablecimiento podrá sucederse con buenas oportunidades para el infante.

Marasmo.

Cuando el desprendimiento se prolonga por un período superior a la anterior y de una manera total, siempre durante el primer año de vida del nene, las consecuencias serán contundentes y en este caso muy probablemente irreparables. Los principales padecimientos que puede presentar un lactante en esta situación son:

- Cabeceo compulsivo.
- Expresión rígida.
- Pasividad total.
- Retraso psicomotriz.
- Deficiencia en la visión.
- Enfermizo.
- Movilidad poco común.

Esta enfermedad también conocida como hospitalismo, puede incluso causar la muerte. La recuperación, incluso al recobrar los lazos afectivos con la madre, no será reconstituyente en su totalidad, quedando rezagos importantes y trastornos permanentes durante el desarrollo y crecimiento del infante.

Los inicios de un padecimiento de esta naturaleza pueden presentarse en el primer caso, en niños que quedan al amparo de instituciones sociales en donde la separación es total y, en el segundo caso sucede cuando por causas o situaciones extremas impiden a los padres continuar el cuidado de su hijo totalmente, por periodos prolongados y a veces definitivos.

En cualquier caso, es importante estar muy atento en la aparición de los primeros síntomas y evitar al máximo esta carencia de afectos tan doloroso para el lactante.

MUERTE DE CUNA

LA REPENTINA MUERTE DE UN NIÑO MENOR DE UN AÑO Y CUYA CAUSA NO SE PUEDE EXPLICAR A PESAR DE HABER SIDO INVESTIGADA, SE CONOCE COMO "MUERTE DE CUNA".

La causa más común de muerte en los recién nacidos es el Síndrome de Muerte Súbita en el Infante: muerte de cuna. Se define como "muerte repentina de un niño menor de un año cuya causa no se puede explicar a pesar de haber sido investigado el caso, incluyendo la autopsia, el lugar de la muerte y el historial médico del niño". El SMSI, se diagnostica por exclusión.

El porcentaje de SMSI es de 0.85 muertes por cada 1000 nacimientos. Ha habido un decrecimiento del 40% en las últimas 2 décadas, esto puede deberse a las recomendaciones hechas por expertos acerca de que los bebés duerman boca arriba.

Medidas para reducir el riesgo.

- Posición para dormir.
  Dormir boca abajo es el riesgo más alto de SMSI. La postura boca arriba y de lado son las de menor riesgo. Cambiar esta postura de los bebés (de abajo hacia arriba) ha contribuido sustancialmente al decrecimiento del porcentaje de SMSI.

- Exposición al humo del cigarro.
  Fumar durante el embarazo y exponer al recién nacido al humo del cigarro incrementa el riesgo del SMSI. Las madres no deben fumar durante el embarazo y los bebés no deben ser expuestos en ambientes donde hay humo de cigarro.

- Ambientes potencialmente peligrosos para dormir.
  Aproximadamente, el 30% de los casos diagnosticados con este síndrome, están relacionados con entornos inseguros para dormir como pueden ser los artículos de cama: colchones suaves, cobijas pesadas, almohadas y cojines suaves, así también, los juguetes blandos para la cuna están asociados con un mayor riesgo de SMSI, pueden incrementar en riesgo de asfixia en un bebé. Dada la probabilidad de un sobrecalentamiento, se recomienda dormir al bebé con pijama y cobijas delgadas y que la temperatura del cuarto sea lo suficientemente cálido para estar en mangas de camisa. No es aconsejable envolver a los bebés ni dormirlos con una camisa de adulto.

Monitoreo en casa.

El monitoreo del bebé en casa solamente se recomienda para aquellos bebés que se consideren en riesgo de muerte. Esto incluye a los prematuros que aún presentan problemas de pulmón, niños que hayan presentado amenaza de muerte y niños en condiciones médicas especiales como hiperventilación, traqueotomía o que necesitan ayuda para respirar como oxígeno o ventiladores.

El riesgo de SMSI se incrementa significativamente en los futuros hermanos de una víctima de SMSI por lo que también deben monitorearse.

El monitoreo en casa tiene poco efecto en la reducción del SMSI. La mayoría de los bebés que mueren por SMSI son seres aparentemente sanos que no necesitan ser monitoreados.

ANEMIA

LA ANEMIA ES UNA MERMA EN CANTIDAD DE LOS GLÓBULOS ROJOS EN LA SANGRE, CAUSADA PRINCIPALMENTE POR UNA DISMINUCIÓN DE HIERRO, ÁCIDO FÓLICO Y VITAMINA B 12.

Esta enfermedad no es muy típica en los bebés sin embargo al ser muy común en la mujer durante el embarazo, existe la posibilidad de que el neonato nazca con baja reserva de nutrientes en la sangre ocasionada por la misma anemia de la madre.

La anemia en lactantes se puede presentar también por otros factores, siendo los más frecuentes los alimenticios. Su pronta atención es determinante, las consecuencias pueden ser muy nocivas, los niños a esta edad están formando su plataforma estructural en todos los terrenos y tienen que contar para ello con una salud vigorosa.

La anemia es una merma en cantidad o calidad de los glóbulos rojos en la sangre causada principalmente por una disminución de hierro, ácido fólico y vitamina B 12. Puede ser transitoria o patológica y requieren atención médica pertinente evitando complicaciones serias y dolosas para quien la padece. Otra causa importante de anemia es la pérdida y disminución de flujo sanguíneo por hemorragias evidentes o internas de no fácil apreciación.

Tanto las causadas por hemorragias poco aparentes como las originadas en una mala nutrición pueden ser difíciles de diagnosticar y por lo mismo peligrosas. Los principales síntomas de la anemia son: retraso del desarrollo infantil, disminución del apetito, cansancio evidente y palidez, entre otros.

La anemia se reconoce fácilmente con una prueba de sangre en la que se puede identificar la falta de sustancias necesarias para la formación satisfactoria de las células sanguíneas.

Es importante estar alerta a la inclusión de hierro en la dieta de la madre durante el embarazo y favorecer las reservas suficientes del recién nacido de este mineral. Al mismo tiempo será positivo tener presente que los nenes, a su vez, requieren incluir este mineral en su dieta diaria.

Los neonatos que se alimentan del seno materno o con fórmulas balanceadas cuentan con una buena dosis de este insumo, sin embargo, es importante la inclusión a partir del cuarto mes, de alimentos ricos en hierro para prevenir cualquier disminución importante que pudiera alterar la normalidad sanguínea.

Los alimentos ricos en hierro son: leche materna o de fórmula -la de vaca no-, huevos, carne, hortalizas verdes, cacahuate, lenteja, mariscos, entre otros; esta variedad de alimentos no se puede incluir en la dieta de los bebés de un solo golpe y algunos de ellos como los mariscos y los huevos hasta finalizando el primer año de vida, de cualquier forma, para cada edad existen alimentos suficientes para proveer a los infantes del hierro requerido.

Hay otra variedad de anemia que se presenta por cuestiones hereditarias y que no tiene que ver con la alimentación de la madre ni del infante, ni con hemorragias sanguíneas. Se manifiesta desde el nacimiento y se deriva de la malformación espontánea y congénita de los glóbulos rojos. Este tipo de anemia requiere ser atendida médicamente desde su aparición en el nacimiento.

Los padres como proveedores naturales y responsables de la nutrición de sus hijos son los encargados de prescribir su dieta, tienen que estar debidamente documentados para hacerlo correctamente y satisfacer los requerimientos particulares de sus nenes. En los casos en que no sean ellos quienes los alimentan tendrán que supervisar que, en efecto, se cumplan los lineamientos planteados en este aspecto.

Una buena alimentación es indispensable y necesaria para el buen desarrollo fisiológico y psicológico de los seres humanos principalmente para los niños en esta etapa tan determinante de su formación.

Cuando los padres no estén debidamente informados y enterados de la dieta más conveniente para sus hijos, los pediatras son profesionales que conocen claramente los alimentos más apropiados para los pequeños; sólo en casos muy específicos y con patologías avanzadas, será necesario el asesoramiento de algún otro especialista.

Los pediatras conocen claramente los alimentos más apropiados para los pequeños; sólo en casos muy específicos y con patologías avanzadas, será necesario el asesoramiento de algún otro especialista.

DESHIDRATACIÓN

LA DEHIDRATACIÓN CONSISTE EN UNA PÉRDIDA IMPORTANTE DE AGUA EN EL ORGANISMO A CAUSA DE ENFERMEDADES, INFECCIONES, CONDICIONES CLIMATOLÓGICAS EXTREMAS, ENTRE OTRAS.

Padecimiento que, aunque a niveles alarmantes se presentan en bajas proporciones, su gravedad es alta por la facilidad para caer en ella y la velocidad con que puede alcanzar situaciones críticas de salud. Sus consecuencias pueden terminar incluso con la vida de quien la padece. La misma fatalidad de esta enfermedad provoca que la gente esté muy alerta, esta es la razón de su bajo nivel de incidencia y no la dificultad en contraerla.

Para los adultos resulta sencillo anticiparse a una deshidratación, los síntomas son muy obvios y el organismo pide el líquido antes de caer en estados peligrosos. En el caso de los bebés la situación es otra por dos simples motivos: el primero, muy claro, no tiene facultad para alimentarse solo ni cuenta con un lenguaje para expresar sus necesidades; la segunda, sus riñones no han madurado lo suficiente para mandar señales de alerta y con esto manifestar la falta de agua en el cuerpo.

La deshidratación consiste en una pérdida importante de agua en el organismo a causa de enfermedades e infecciones y condiciones climatológicas extremas, entre otras, que originan a su vez diarreas, vómitos, evacuaciones excesivas de orina y sudoración principalmente. Otra causante puede ser la inapetencia o rechazo prolongado de alimentos a consecuencia de una alteración en la salud física o emocional del sujeto.

Afortunadamente la sintomatología de la deshidratación es muy clara y permite un fácil diagnóstico. Existen 3 fases por las que pasa alguien deshidratado:

En la primera etapa los síntomas están ligados muchas veces con el motivo que la originó: algún alimento en mal estado o que no haya sido asimilado correctamente por el bebé provocando vómito y diarrea excesiva y recurrente.

La segunda fase presenta también disminución en la orina y se observan síntomas como ojos hundidos y ojerosos, tono muscular flojo, palidez, boca y labios secos, entre otros.

La última fase puede llegar a provocar estado de coma e incluso la muerte. Puede alcanzarse si no se atiende al niño durante las primeras 2 fases o al no acudir a un centro de salud en caso de que los remedios caseros no tengan efectos que restablezcan la salud del enfermo.

Un tipo de deshidratación particularmente grave es el que se presenta por la administración de alimentos y bebidas hiper concentradas o por alimentos con un elevado contenido de sales: la deshidratación hipertónica o envenenamiento por sal.

Para prevenir la deshidratación es muy importante estar atento para identificar los síntomas descritos. Cuando estos se presenten se pueden tomar algunas medidas preventivas para no caer en un estado de deshidratación profundo:

Aplicar una dieta astringente cuando exista diarrea.

Cuando se presentan vómitos seguidos hay que suministrar líquidos en porciones pequeñas y repetidas.

En ambos casos o con sintomatología más preocupante tomar sueros orales.

En casos extremos hay que trasladar al enfermo al hospital para que le apliquen sueros intravenosos.

Particularmente en verano y en los lugares de calor extremo la pérdida de líquido es abundante, hay que darle agua al niño periódicamente, manteniendo los niveles de hidratación en estado óptimo.

Es común pensar que difícilmente los hijos al estar siempre cerca de un adulto pueden deshidratarse a niveles de alto riesgo, mas las estadísticas y la realidad muestran lo contrario. Al ser estos muy pequeños las reservas se ven mermadas a gran velocidad.

México, país en donde el calor que cubre casi todo su territorio y la poca cultura de higiene al preparar los alimentos, se presenta como un espacio de alta incidencia en deshidratación, de aquí la permanente preocupación de las autoridades sanitarias en prevenir a la sociedad en el cuidado de este mal.

La natural vulnerabilidad de los lactantes, la inmadurez de su aparato digestivo, las condiciones climatológicas y de higiene, invitan a que los padres estemos muy conscientes del grado de atención que requieren nuestros hijos para no verse inmersos en un estado de deshidratación.

> *En lugares de calor extremo la pérdida de líquido es abundante por lo que tenemos que estar alertas y darles líquidos de manera intermitente.*

DEFICIENCIA MENTAL

EL COEFICIENTE INTELECTUAL NO MIDE LAS FACULTADES MENTALES CON LAS QUE EL NIÑO NACE SINO EL NIVEL EN QUE ESTAS SE HAN DESARROLLADO HASTA LA FECHA DE LA TOMA.

Se utiliza el término deficiente mental para catalogar a los seres humanos que tienen un coeficiente mental muy por debajo de la mayoría. En sí es sólo un ser diferente, sin embargo, para su estudio y atención se necesita definir y clasificar como una élite aparte con necesidades y requerimientos distintos a los de su comunidad.

A través de los diversos "tests" y pruebas psicológicas se ha definido cual es el estándar de habilidades y capacidades mentales promedio de la población. A esta clasificación se le denomina C.I. (coeficiente intelectual) y se le han asignado ciertos valores que se consideran normales. Entiéndase por normales los que presentan la mayor parte de la población y van desde los 90 hasta los 110 puntos entre esta escala.

Para poder evaluar a alguien dentro de esta clasificación es necesario recurrir a un especialista, los valores que la integran corresponden a parámetros no conocidos ni con alguna lógica elemental. Es una tabla que responde a pruebas y valores conocidos y predeterminados dentro de una prueba de fácil interpretación sólo para quienes la conocen y utilizan. Es una prueba netamente arbitraria.

Se considera una persona deficiente cuando sus C.I. es menor a 70 unidades. Dentro de esta "subnormalidad" existe otra clasificación en donde se aprecia el grado de limitación en el desarrollo mental del individuo:

> Entre 50 y 70 puntos de C.I. En este rango existe un retraso significativo que afecta la velocidad y calidad para aprender. Los niños que se encuentran en este grupo pueden tener una oportunidad y eficiente estimulación logrando una autonomía casi total para satisfacer sus requerimientos y necesidades básicas.

Entre 20 y 50 puntos de C.I. Las personas que aquí se encuentran tienen graves problemas de aprendizaje y no alcanzan un razonamiento lógico y por lo mismo su entendimiento es casi nulo. Son personas con lesiones importantes en el cerebro o en el sistema nervioso central o presentan padecimientos genéticos fácilmente reconocibles.

Menos de 20 puntos de C.I. Estos niveles se dan principalmente en niños y sus facultades mentales son casi imperceptibles, se ven disminuidos profundamente y también padecen discapacidades importantes aparte del mental.

Hay que tener muy presente que estos niveles no son permanentes y pueden variar. El C.I. mide la capacidad actual que tiene un ser humano para desenvolverse dentro de un entorno y entendimiento común y suele aumentar o disminuir de acuerdo a factores externos que afectan el desarrollo de la inteligencia. El C.I. no mide las facultades mentales con las que el pequeño nace sino el nivel en que estas se han desarrollado hasta la fecha de la toma.

Es muy recurrente que los padres se encuentran preocupados investigando la causa que originó la deficiencia y aunque a veces es muy clara en otras sólo se conoce el daño pero se desconoce el motivo que lo originó. Es importante que los padres se liberen de esta preocupación que en muchos casos sólo genera sentimientos de culpa que nada ayudan a la atención y recuperación de su hijo.

De cualquier manera, la actitud que se tome frente al padecimiento es lo que puede beneficiar al infante. En la primera etapa de la vida los niños tienen una gran capacidad de cambio siendo este su mejor momento para aspirar a alguna mejora. En estos casos es más importante una actuación inmediata que conocer las causas de la enfermedad.

Resulta vital para la atención del Infante conocer las características y el alcance de la deficiencia. La información completa y detallada es determinante para optar por una atinada y oportuna estimulación.

Los deficientes mentales presentan comúnmente lesiones cerebrales y del sistema nervioso.

Las principales causas son:

> Alteraciones genéticas y cromosómicas: en estas estructuras se encuentra contenido el proyecto de desarrollo de los seres humanos por lo que al haber alguna alteración en este nivel es casi obligado que se padezca alguna deficiencia evolutiva.

> Lesiones del sistema nervioso y cerebrales: la fisiología de ambas es de alta fragilidad en su etapa de formación, muchos factores externos pueden alterar su funcionamiento y con esto presentarse deficiencias importantes en el desarrollo del infante.

La deficiencia mental se puede conocer y diagnosticar desde temprana edad; durante el embarazo, en el nacimiento o, en su defecto, durante el primer año de vida cuando es fácil percatarse de alguna discapacidad en el bebé con su desenvolvimiento "normal" y natural correspondiente a la etapa de desarrollo y crecimiento que vaya cursando.

Reiteramos, es muy importante saber y evaluar la deficiencia lo más temprano posible, el bebé entre más chico más elástico y con mejores posibilidades para corregir y mejorar cualquier situación que se le presente.

Todos los niños deficientes son diferentes. La evaluación se tiene que hacer tomando en cuenta sólo al niño y su historial clínico y genético. La única constante en todos es la necesidad de aceptación que requieren de su entorno inmediato y la pronta atención que necesitan para restablecerse e integrarse con armonía a la sociedad que pertenece.

Hemos sido muy enfáticos en la importancia de detectar y entender lo más pronto posible las deficiencias mentales ya que esto será determinante en la evolución y desarrollo del niño. Cuidemos y queramos a estos seres en quienes se pueden ver o reflejar actitudes y sentimientos dignos de ser vividos e imitados.

> *La deficiencia mental se puede conocer y diagnosticar desde temprana edad; durante el embarazo, en el nacimiento o durante el primer año de vida.*

DIMENSIÓN CRANEAL

CUALQUIER ALTERACIÓN CRANEAL SE PUEDE
IDENTIFICAR FÁCILMENTE CON LA REALIZACIÓN
DE UNA ECOGRAFÍA O UN ESCÁNER Y DEBE DER
ATENDIDO CON PRONTITUD.

La razón por la que a los nenes les miden la circunferencia del cráneo periódicamente durante los primeros 2 años de vida se debe a que es aproximadamente en este momento cuando la saturación craneal llega a su término. En muchos niños esto sucede antes, sin embargo, se puede esperar que para esta edad ya casi todos los peques tengan el cráneo totalmente cerrado.

Esta práctica rutinaria parece para los visitantes al pediatra algo superficial o de poca relevancia, esto se refuerza porque el médico parece realizarla con la confianza de que todo está en orden. Esta naturalidad obedece a que cualquier aumento o disminución cualitativa pueda ser apreciada por un especialista a simple vista ayudado por la presencia de una sintomatología característica de estos padecimientos que hacen que la práctica métrica sea una mera confirmación; sin embargo, cualquier alteración, por pequeña que sea, tiene que ser estudiada a profundidad por los riesgos de sus consecuencias, justificando así la práctica rutinaria.

Cualquier modificación fuera de los rangos establecidos como normales se considera patógeno y se denomina para su identificación de acuerdo con el tipo de malformación bajo los conceptos de microcefalia o macrocefalia.

La microcefalia sucede cuando la saturación craneal se da muy pronto, originando que el cerebro no siga creciendo como lo requiere un niño sano o, en su defecto, por la presencia de alguna deficiencia mental que origine la deformación citada.

La macrocefalia es lo opuesto y se presenta cuando la cavidad craneal rebasa los límites comunes conocidos. Su origen puede encontrarse en la presencia de un tumor cerebral o en la obstrucción del líquido cefalorraquídeo, hidrocefalia, que consiste en la acumulación de este fluido en el cerebro provocando su inflamación.

Cualquiera de estas alteraciones se puede identificar fácilmente con la realización de una ecografía o un escáner craneal y debe ser atendida con la profesionalidad, prontitud y seriedad que requiere un padecimiento de esta índole.

En algunos casos la cirugía o implantación de una válvula para drenar los líquidos pudiera corregir favorablemente algunos de estos males; en otros, el daño es irreversible y el tratamiento más bien es dirigido hacia la aceptación del problema y a la adaptación y rehabilitación de las disfunciones que resulten.

Decididamente, como en otros problemas profundos y delicados, la participación en el proceso de rehabilitación y el amplio conocimiento del mal que tengan los padres de la criatura, será determinante para la evolución del infante envuelto en una situación de esta naturaleza.

Actualmente existen centros especializados en el campo médico, fisiológico y psicológico que ayudan y asisten a los enfermos y a sus familias, con un alto grado de especialización y efectividad, resultando una herramienta indispensable para el buen manejo de estas enfermedades y, sobre todo, para aprender a vivir en condiciones extraordinarias y fuera de los parámetros aprendidos.

CONVULSIONES

LOS NIÑOS PUEDEN PRESENTAR CONVULSIONES
POR DIFERENTES CAUSAS: FIEBRE, GOLPES,
BERRINCHES, EPILEPSIA, FALLAS ELÉCTRICAS
DEL CUERPO Y OTRAS CAUSAS AUN
DESCONOCIDAS PARA LA MEDICINA.

No es lo normal pero tampoco es extraño que los bebés convulsionen. Los niños pueden presentar convulsiones por diferentes causas: fiebre, golpes, berrinches, epilepsia, fallas eléctricas del cerebro y otras causas aún desconocidas para la medicina.

Las convulsiones están llenas de mitos y misterio; por un lado, se desconocen las verdaderas causas que ocasionan muchas de ellas y, aunado a esto, las recomendaciones y sugerencias sobre cómo debemos actuar al presenciar alguna de estas son contradictorias, poco claras y consecuentemente inoportunas.

En este capítulo nos limitaremos a detallar las acciones que debemos acatar en caso de asistir en una convulsión:

- Mantén la calma.
  Una vez que la convulsión se ha iniciado no la podrás detener. En la mayoría de los casos termina espontáneamente en un periodo breve, menos de 3 minutos.
- Despeja el área.

Retira objetos con los que pueda lesionarse, afloja la ropa apretada, coloca un objeto suave debajo de la cabeza.

- No fuerces ningún objeto entre sus dientes.
Podrás lastimarlo o sufrir una mordida en los dedos. No se ahogará con su lengua, ni podrás evitar que se muerda.

- Voltea la cabeza del paciente hacia un lado.
Acuéstalo de costado para permitir que las secreciones o el vómito salgan libremente y no obstruyan la ventilación.

- No te alarmes.
Si el que convulsiona detiene la respiración y se le ponen los labios morados, es transitorio y no requiere maniobras de recuperación, volverá a respirar espontáneamente.

- No se requiere la intervención inmediata de un médico.
Sólo en caso de que la convulsión se prolongue más de 10 minutos o si la persona pasa de una crisis a otra sin recuperar la conciencia.

- Observa cuidadosamente los movimientos del que convulsiona.
Es importante que puedas informar detalladamente de lo ocurrido.

- Sé comprensivo y amigable. Cuando la persona recobre la conciencia hay que ser cariñoso y comprensivo con él, puede sentirse apenado, trata de tranquilizarlo.

- No le ofrezcas nada de comer o beber hasta que esté completamente recuperado.

- Permite que descanse.
  Algunas personas pueden quejarse de dolor de cabeza o dolores musculares, pueden sentir náuseas o vómitos después de una crisis. Dormir o descansar les ayuda a recuperarse.
- No suspender los medicamentos anticonvulsivos.
  Por ningún motivo se pueden suspender los medicamentos sin previa consulta y aprobación médica.
- Llevar un registro.
  Para lograr un mejor control médico es importante llevar un registro del número, duración y características de la crisis.

Cómo se puede observar lo más importante es guardar la calma, despejar el área, proveer al paciente de un ambiente cómodo durante y después de la convulsión, observar y tomar notas de la crisis y, por último, reportar al médico lo sucedido.

Recuerda, las crisis tienen un curso que no se puede manipular ni evitar ya iniciadas, es muy importante PERMANECER EN CALMA para poder participar positivamente y ayudar realmente al afectado a sobrellevarla y recuperarse de la misma.

EL SIDA Y LOS NIÑOS

HAY MUCHOS MITOS DE LAS FORMAS DE CONTAGIO DE ESTE VIRUS, MAS, HASTA AHORA, SÓLO SE HA DETECTADO CONTAGIO A TRAVÉS DE SANGRE, SEMEN, SECRECIONES VAGINALES, EMBARAZO, PARTO Y LACTANCIA.

La gran epidemia que ha mutilado a la humanidad desde hace más de 40 años también ha cobrado sus víctimas en seres infectados desde el momento de su concepción. Ha habido una enorme cantidad de niños que nacen ya con este síndrome y que han padecido por esta causa.

La situación es triste y deprimente. Un ser indefenso y sin ninguna responsabilidad y oportunidad de elección sufre las consecuencias de una enfermedad muy grave que encuentra sus orígenes, en algunos casos -sobre todo fuera de África- en prácticas sexuales descuidadas y, algunas veces incluso, en conductas irresponsables que se practican en ciertos círculos sociales.

El Síndrome de Inmunodeficiencia Adquirida (SIDA) es una enfermedad causada por el Virus de la Inmunodeficiencia Humana (VIH) que ocasiona la alteración del sistema inmunológico del ser humano dejándolo con pocas defensas y muy débil para luchar contra agentes infecciosos y otros males.

Este virus ataca a los glóbulos blancos, específicamente a los linfocitos, produciendo una baja constante y permanente en las defensas del hombre, quien al verse debilitado paulatinamente de su sistema inmune cae fácilmente presa de enfermedades y a su vez éstas, al no encontrar resistencia, acaban por destruir la vida del ser humano.

Hay muchos mitos de las formas de contagio de este virus, más hasta ahora, sólo se ha detectado contagio a través de sangre, semen, secreciones vaginales, embarazo, parto y lactancia; aunque también se ha descubierto la presencia del virus en la saliva y la orina, hasta la fecha no está comprobado que su transmisión y contagio se alcance por esta vía.

En lo que se refiere al SIDA en los niños, podemos deducir que su principal causa es hereditaria, las transfusiones de sangre están ya muy controladas por lo que el nivel de contagio es casi nulo por este medio e incluso, en caso de alguna cortada con algún material infectado, la posibilidad de contagio es muy baja.

Todos los niños de madre infectada nacen con VIH positivo, esto no quiere decir que vayan a desarrollar la enfermedad, simplemente que al contar con anticuerpos de la madre nacen con el "antivirus" que les transmitió la madre por la placenta. Sólo una tercera parte de estos casos aproximadamente desarrolla la enfermedad.

La manera más práctica de identificar al virus es al observar la presencia de los anticuerpos que lo atacan dentro del organismo de la persona infectada. Los anticuerpos de la madre son los encargados de proteger al feto y luego al bebé hasta

que éste desarrolle los suyos propios. Al transmitirle anticuerpos para su defensa también le hereda los anticuerpos del
VIH. Al nacer todos los niños presentan estos anticuerpos y
la prueba del SIDA resulta positiva.

Al ir perdiendo los anticuerpos de la madre y creando los suyos propios se podrá determinar la presencia o ausencia del
mal en su organismo. Esto se detecta claramente a los 12 meses de vida del infante.

No existe una vacuna eficaz para contrarrestar este poderoso
virus, sin embargo, existen tratamientos que ayudan a prevenir las infecciones tan desastrosas para un ser infectado y con
estos la probabilidad de tener una mejor calidad de vida y la
oportunidad de prolongar su supervivencia.

Es obvio detallar que los niños que sufren este padecimiento
necesitan apoyo psicológico permanente y la aceptación de
la sociedad que los envuelve. Hay que estar conscientes que
este virus ataca a toda la especie y no sólo a los infectados.
El ambiente en donde se desarrollan estos niños casi siempre
es conflictivo por lo que el apoyo del resto de la sociedad, las
organizaciones civiles y el Gobierno es medular para elevar
la calidad de vida de los afectados.

Consideramos importante recalcar que el contagio de VIH
sólo sucede por vía sexual y sanguínea, que la reclusión de
las víctimas no es necesaria como política de salud pública y
que nuestro acercamiento puede y debe ser franco sin temor
alguno. El rechazo sólo obedece a prejuicios inhumanos, des-
información y a una pobre conciencia de solidaridad hacia
nuestros semejantes.

AUTORES

<u>SANDRA</u>

Soy Psicoterapueta Gestalt y Corporal. Cuento con una maestría en Psicología. Doy consulta privada a adolescentes, adultos y parejas.

Me involucré en este trabajo primeramente para aclarar mis dudas y conocer más a fondo sobre mi propio embarazo y por el gusto qué es para mí darle forma al conocimiento mío y de terceros. El contenido de lo sistematizado por ambos era amplio, rico y variado y la motivación para editarlo estuvo siempre presente: compartir con nuestros pares la riqueza de esta maravillosa etapa.

<u>FRANK</u>

Nací en la Ciudad de México hace 40 años dentro de una familia numerosa de clase media. Mi instrucción básica y profesional la desarrollé en escuelas privadas tradicionales, alcanzando la licenciatura en Administración de Empresas para luego impulsar a nivel posgrado en cursos de especialización en Psicología y Desarrollo Humano.

Mi interés por participar en esta investigación crece de la mano del nacimiento de mi hijo Mariano y de mi inquietud por prepararme en el campo de su formación en el más amplio sentido del contexto. Quiero y estoy muy consciente de la responsabilidad inaplazable de cuidar a nuestros hijos y de que el mejor camino para esto es la sensibilización interior de la experiencia y del cúmulo de información asertiva a la que se pueda acceder sobre el tema.

Leímos mucho, participamos de pláticas de profesionales, entrevistamos a especialistas y, por último, y sin que fuera este mi principal interés, le propuse a mi esposa que recapitularemos lo aprendido e investigado y lo compartiéramos dentro de nuestra comunidad inmediata.

AGRADECIMIENTOS

Este libro se hizo posible gracias a la colaboración de muchos de nuestros familiares y amigos quienes entusiastamente contribuyeron a la elaboración y temática de algunos de nuestros textos. Gracias de todo corazón a:

Carmen Rangel, Lizette Roland, Jaime Villazón, Flavia Rivero, Claudio González, Patty Brugger, Pía Pscamiglio, Lucy Garzón, Jorge Saviñón, Eduardo Ruiz de Chávez y Daniel Casas.

Y a todos los que con su cariño y observaciones oportunas enriquecieron nuestro trabajo.

BIBLIOGRAFÍA

What Every Baby Knows.
T. Barry Brazelton.

Toddlers and Parents: A Declaration of Independence.
T. Barry Brazelton.

Touchpoints: Your Child's Emotional and Behavioral Development.
T. Barry Brazelton.

Your Baby and Child: From Birth to Age Five.
Penélope Leach.

Caring for Your Baby and Young Child: Birth to Age 5.
American Academy of Pediatrics.

"Fatherhood: Myths and Realities".
Parke, R.D.

The Lunch-Box Chronicles: Notes from the Parenthood Underground.
Marion Winik

COMENTARIOS

GUILLERMO ESTÉVEZ- PEDIATRA

"Una buena guía para los primeros 24 meses del bebé. Un estudio muy práctico y completo sobre los principios básicos de salud física y emocional de los neonatos que cualquier pareja debe conocer."

JAIME VILLAZÓN- GINECÓLOGO

"Aunque es un trabajo de investigación enfocado al bebé no es nada ajeno a mis conocimientos como médico asesor de la mujer antes, durante y después del embarazo, definitivamente lo recomiendo."

MARTHA JIMÉNEZ- NUTRIÓLOGA

"Durante los primeros meses de vida el bebé sólo se alimenta de leche, sin embargo, la dieta que va a iniciar a partir del destete es de vital importancia para un sano desarrollo del infante y este libro hace muy atinados comentarios al respecto."

JOSEFINA DUARTE- EDUCADORA

"La sensibilidad que deben tener los padres para apuntalar la educación de su hijo empieza desde el momento en que éste ve la luz. No dejes de adentrarte y aprehender algunos de los temas que los autores proponen."

ESTHER MONTESINOS-PEDAGOGA

"En estas épocas tan agitadas los nenes son inscritos al preescolar o a guarderías especializadas a veces antes de cumplir los 24 meses y este libro ofrece reflexiones muy acertadas al respecto."

CARMEN RANGEL-PSICÓLOGA

"La inteligencia emocional del hombre finca su estructura desde los primeros contactos del nene con su entorno. Los autores logran una síntesis profunda y clara sobre cómo hay que entender y percibir la primera infancia y como esto ayuda a formar autoestimas sólidas y proactivas."

ROCÍO DUSCHESTER-ENFERMERA

"Los cuidados que tienen que recibir los bebés y que aquí se exponen, se exhiben con gran claridad por lo que este Atlas se convierte en una excelente herramienta para actuar en este rubro."

FABIO CAPARAZI-ESTIMULACIÓN TEMPRANA

"La psicomotricidad significa para el ser humano su incursión al mundo del movimiento y la inteligencia. De aquí su trascendencia. Realmente me sorprendió como en muy pocas páginas logran hacer una propuesta práctica y simple de lo que se tiene que hacer para estimular a un pequeño."

HÉCTOR VILLASEÑOR-MÉDICO GENERAL

"Me gusta mucho la manera discreta y colateral con que se presentan cuestiones médicas que, sin ser tratadas por un experto, son resueltas con mucha precisión."

HÉCTOR Y LAURA-PAPÁS

"Tuvimos la suerte de leer el borrador de este libro y verdaderamente consideramos que hubiera sido de gran utilidad contar con él. Nuestros hijos ya van en la primaria y en su momento no encontramos libros tan completos y claros como éste."

PALOMA-MAMÁ

"En los primeros meses de crianza de los hijos se siente una sola por el mundo, siempre estaré agradecida con las personas que se han dedicado a compartir sus estudios y experiencias; el Atlas del Bebé ha sido una luz en el camino y un objeto incondicional para mí en este momento."

ROBERTO-PAPÁ

"Como hombre deseoso de participar en el cuidado y dirección de mi hija y sin la sensibilidad natural que tiene mi mujer, no me quedó más que documentarme al respecto. Este libro que está en tus manos fue una de las mejores herramientas que me ayudaron a lograrlo, enhorabuena."

OTROS TÍTULOS DE LA COLECCIÓN

ATLAS DEL EMBARAZO

CONCEPCIÓN

- ¿CREES ESTAR EMBARAZADA?
- DEFINICIÓN DEL, SEXO Y HERENCIA GENÉTICA
- INFERTILIDAD
- REPRODUCCIÓN CON AYUDA
- EDAD DE LOS PADRES
- ¿TENDRÉ UN HIJO CON CAPACIDADES DIFERENTES?
- ADOPCIÓN
- INTERRUPCIÓN DEL EMBARAZO

EMBARAZO

- *FISIOLOGÍA*
- ENFERMEDADES CONGÉNITAS
- EMBARAZO MÚLTIPLE
- TRASTORNOS FISIOLÓGICOS
- USO Y ABUSO DE SUSTANCIAS TÓXICAS

- ALIMENTACIÓN

- MEDICINAS

- PADECIMIENTOS DE RIESGO (DIABETES, HIPERTENSIÓN, RUBÉOLA Y TOXOPLASMOSIS)

- SEXO EN EL EMBARAZO

- DESARROLLO DEL EMBRIÓN

- *PSICOLOGÍA*

- CAMBIOS

- EMBARAZO EN PAREJA

- COMUNICACIÓN EN LA PAREJA

- *PREPARACIÓN*

- EMBARAZO Y MEMORIA CORPORAL

- SEGURIDAD ANTE TODO

- PARTO PSICOPROFILÁCTICO

- ESTRÉS DURANTE EL EMBARAZO

PARTO

- PARTO PREMATURO

- EVOLUCIÓN DEL PARTO

- FÓRCEPS

- ANESTESIA

- ESPOSO EN EL PARTO

- CESÁREA
- PARTO DE EMERGENCIA

POSPARTO

- ALIMENTACIÓN
- DEPRESIÓN
- EJERCICIOS
- SEXUALIDAD
- ANTICONCEPTIVOS

LACTANCIA

- PRIMERIZAS
- INSUFICIENCIA
- COMPLICACIONES
- FÓRMULAS

ANEXO

- ¿CÓMO ELIJO A MI GINECÓLOGO?
- PAPANICOLAU
- MADRE SOLTERA
- MADRES ADOLESCENTES
- MATERNIDAD A EDAD AVANZADA
- MITOS NIÑA O NIÑO

- EMBARAZADA Y EN PAZ
- DOTACIÓN SENSORIAL
- MUJER Y TRABAJO

ATLAS DEL NIÑO

EDUCACIÓN

- ATENCIÓN TEMPRANA

- CONOZCAMOS A NUESTROS HIJOS

- EDUCAR EN LA MORAL

- EDUCAR EN VALORES Y FAMILIA

- ALICIA EN EL PAÍS DE LAS MARAVILLAS

- PIFIAS MÁS COMUNES

- CAPRICHOS Y AGRESIVIDAD

- CASTIGOS Y PREMIOS

- PROBLEMAS DE CONDUCTA

- COMPORTAMIENTOS INDESEADOS

- REVALIDADES FAMILIARES

- MALTRATO INFANTIL

- SOBREPROTECCIÓN

- HIPERACTIVIDAD

- NIÑO MALO

- EGOCENTRISMO

- PESADILLAS

- DEPRESIONES INFANTILES

- ACTITD ANTE LA ENFERMEDAD
- LAZOS AFECTIVOS
- CELOS ENTRE HERMANOS
- HIJO ÚNICO
- LOS HIJOS Y EL DIVORCIO
- EL NIÑO EN EL QUEHACER
- LA TELEVISIÓN Y LOS NIÑOS
- SEXUALIDAD INFANTIL
- INTEGRACIÓN SOCIAL
- AUTONOMÍA PREESCOLAR
- PADRES EN LA ESCUELA
- JARDÍN DE NIÑOS MONTESSORI
- AL AGUA PATOS
- INICIO EN EL DEPORTE
- PRIMERAS VISITAS AL BAÑO

APRENDIZAJE Y CREATIVIDAD

- CREATIVIDAD
- EXPRESIÓN CREATIVA
- GARABATOS
- A QUÉ JUGAMOS

- ALERGIAS RESPIRATORIAS

- DIABETES INFANTIL

- AUTISMO

CONTRAPORTADA

He aquí un libro que cubre de manera clara y sencilla todo el proceso de formación de bebés de cero a 24 meses, con un lenguaje accesible para los papás. Este es un trabajo de investigación que surgió de la experiencia de una pareja que, como ustedes, sintieron la necesidad de enterarse e informarse lo mejor posible, haciendo conciencia de que la mejor herramienta a nuestro alcance es la opinión y el conocimiento de parejas y especialistas que han recorrido este camino ampliamente.

Si quieres tener información confiable que no caiga en alguna área de especialización clínica, pero que sí ofrezca una visión práctica desde una perspectiva mamá papá, que integre mucho de lo que tu bebé requiere y vive y que te acompañe durante esta trascendente etapa, el Atlas del bebé es la opción que tú necesitas.

Atlas del bebé es parte de una serie de 3 títulos: Atlas del embarazo y Atlas del niño, que integran un contenido profesional de interés sobre una gran variedad de temas que abarcan todo el proceso del desarrollo infantil, desde la concepción hasta los 6 años de vida.